Inhalt

Die Hausapotheke aus der Natur	7
Was gehört in deine Hausapotheke?	7
Warum du deine Hausapotheke griffbereit haben solltest	7
Ätherische Öle, die Urmedizin der Menschheit	10
Die 12 Unentbehrlichen	**13**
In einer Hausapotheke sollten folgende ätherische Öle nicht fehlen	13
Ätherische Öle haben erstaunliche Wirkungen	14
Die therapeutische Anwendung ätherischer Öle	16
Lavendelöl, das beruhigende Universalöl	**19**
Lavendelöl – der Alleskönner!	20
Das Lavendelöl, das keines war …	22
Therapeutische Rezepte mit ätherischem Lavendelöl	24
Kulinarische Rezepte	25
Zitronenöl, der duftende Reiniger	**27**
Zitronenöl hebt das Gemüt und macht glücklich	28
Zitronenöl erstaunt die Wissenschaftler!	31
Wenn Zitronenöl im Diffuser vernebelt wird	32
Therapeutische Rezepte mit ätherischem Zitronenöl	33
Kulinarische Rezepte	33
Pfefferminze, der starke Held	**34**
Pfefferminzöl, das Erste-Hilfe-Öl in vielen Lebenslagen	35
Pfefferminze, das uralte Hausmittel	37
Therapeutische Rezepte mit mit ätherischem Pfefferminzöl	38
Kulinarische Rezepte	40
Weihrauch, der Alleskönner	**41**
Weihrauchöl, Erste Hilfe von A–Z	42
Weihrauchöl, wertvoller als Gold!	44
Therapeutische Rezepte mit ätherischem Weihrauchöl	46

Copaiba, das milde aber starke Öl gegen Entzündungen	**48**
Copaiba, der stärkste Entzündungshemmer	49
Brustschmerzen und die „Morphium Bombe"	51
Therapeutische Rezepte mit ätherischem Copaibaöl	52
Das Balsamtannenöl, ein beruhigendes Schmerzöl	**55**
Balsamtannenöl: Ein beruhigender Nadelwaldduft	56
Therapeutische Rezepte mit ätherischem Balsamtannenöl	57
Das Nelken- und Zimtöl, der starke Rundumschutz	**60**
Das Öl für Pfleger und Krankenschwestern	60
Zimt und Nelke, das natürliche Desinfektionsmittel	61
Die große europäische Pandemie – die Schwarze Pest	61
Das scharfe Öl gegen Krankheitskeime	66
Das „heiße" Gewürznelkenöl	**65**
Das scharfe Öl gegen Krankheitskeime	66
Gewürznelke: Das Öl, das verjüngt	67
Therapeutische Rezepte mit ätherischem Gewürznelkenöl	68
Kulinarische Rezepte	70
Das kräftige Zimtöl	**71**
Zimtöl gehört in deine Hausapotheke	72
Therapeutische Rezepte mit ätherischem Zimtöl	73
Kulinarische Rezepte	75
Die Verdauungsöle: Fenchel und Ingwer	**77**
Das liebliche Fenchelöl	**77**
Fenchel, das Lieblingskraut der Heiligen Hildegard	78
Fenchelöl für das allgemeine Wohlbefinden	79
Therapeutische Rezepte mit ätherischem Fenchelöl	81
Kulinarische Rezepte	83
Das warm-scharfe Ingweröl	**84**
Das wärmende Ingweröl	85
Therapeutische Rezepte mit ätherischem Ingweröl	87
Kulinarische Rezepte	89

Maria L. Schasteen

Kleine Hausapotheke der wichtigsten ätherischen Öle

Duftmedizin für den Rundumschutz im Alltag

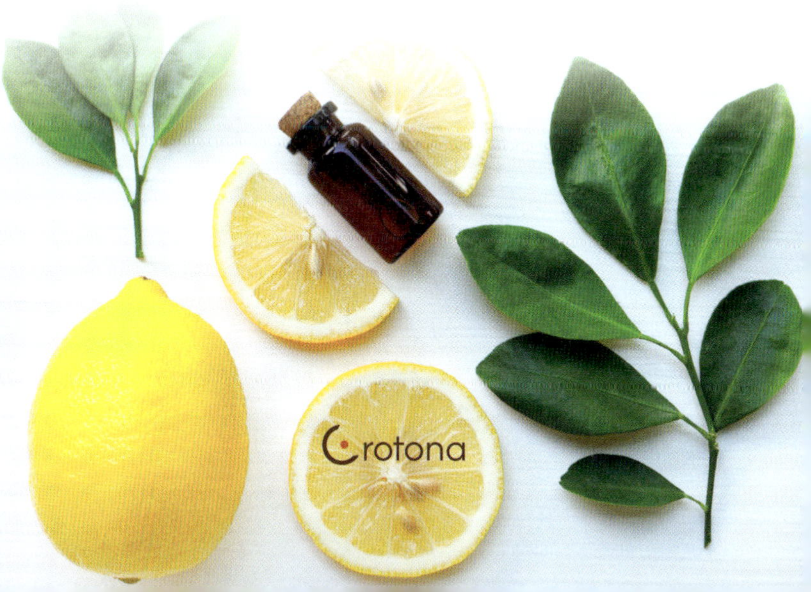

Crotona

Es ist natürlich selbstverständlich, dass bei ernsthaften Erkrankungen ärztliche Hilfe unumgänglich ist. In einem solchen Fall kann eine Selbstbehandlung sogar lebensgefährlich werden. Was hier gesagt und geraten wird, soll also keinesfalls den Arzt oder Heilpraktiker ersetzen, sondern es will vielmehr das Allgemeinwissen erweitern und den Wert natürlicher Heilkräfte fördern, damit man sich bei Bedarf mit einfachen, natürlichen Mitteln selbst helfen kann. Die Autorin und der Verlag können jedoch keine Haftung für Folgen aus dem richtigen oder unrichtigen Gebrauch der hier dargestellten Methoden und Rezepte übernehmen.

Das Einnehmen von nicht als *Nahrungsergänzung* gekennzeichneten ätherischen Ölen ist in der EU verboten.

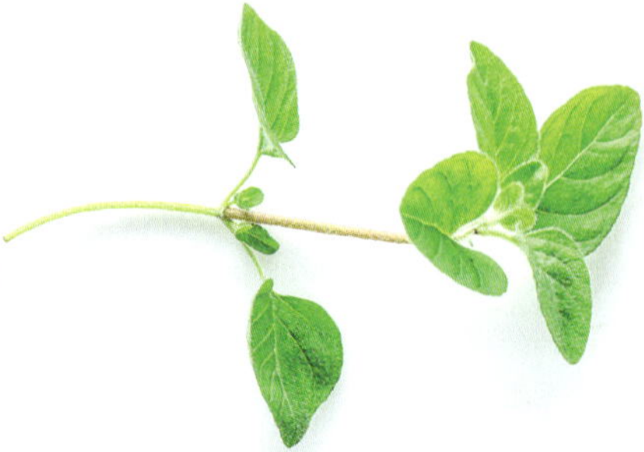

Impressum

ISBN 978-3-86191-268-2
Deutsche Originalausgabe:
3. Auflage 2025

Kammer 11, D-83123 Amerang
www.crotona.de
Kontakt: kontakt@crotona.de

Fotos: shutterstock.com

Umschlaggestaltung: Annette Wagner
Gedruckt bei: REN MEDIEN GmbH, Filderstadt, Germany

Teebaumöl, „das heilige Öl“, das Krankheiten abwehrt **91**
Teebaumöl: Stark reinigend und trotzdem mild 92
Therapeutische Anwendungen 94
Eukalyptusöl, ein kraftvoller Reiniger **99**
Der „Fieberbaum“ riecht nach Erkältungsmittel 100
Verschiedene Eukalyptusarten – unterschiedliche Wirkungen 101
Therapeutische Rezepte mit dem ätherischen Eukalyptusöl 103
Nachwort **107**
Richtlinien zur sicheren Anwendung ätherischer Öle **111**
Die Autorin **116**

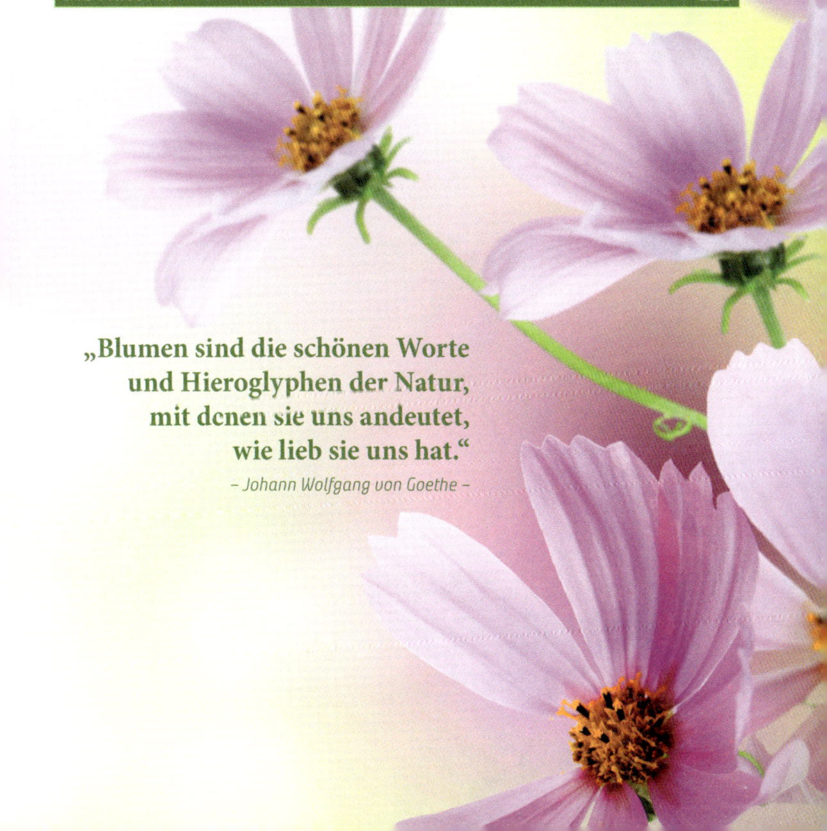

**„Blumen sind die schönen Worte
und Hieroglyphen der Natur,
mit dcnen sie uns andeutet,
wie lieb sie uns hat.“**

– Johann Wolfgang von Goethe –

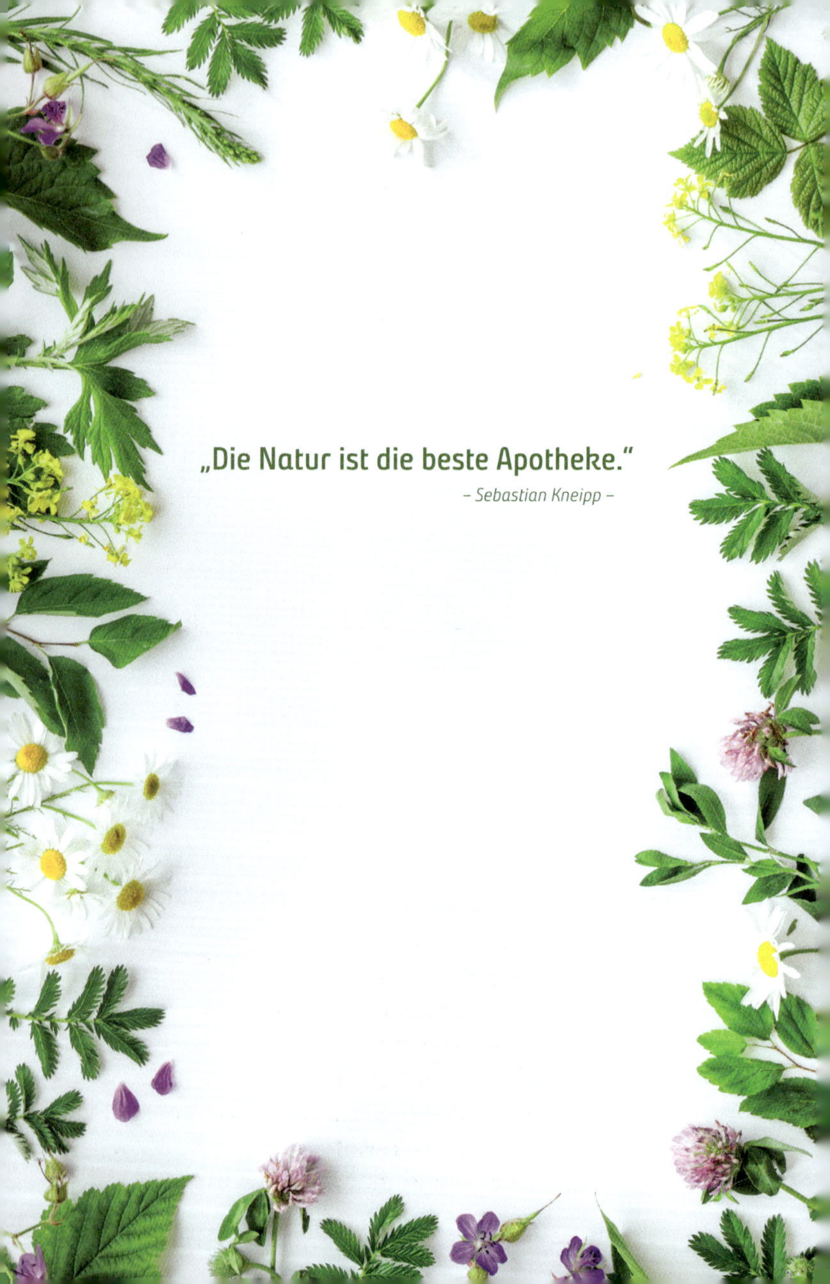

„Die Natur ist die beste Apotheke."

– Sebastian Kneipp –

Die Hausapotheke aus der Natur

Was gehört in deine Hausapotheke?

Das gehört in eine Hausapotheke:

- Lebenswichtige, vom Arzt verschriebene Medikamente (ätherische Öle)
- Schmerzsenkende Mittel (Balsamtanne, Weihrauch)
- Fiebersenkende Mittel (Pfefferminzöl)
- Mittel gegen Erkältungskrankheiten (Zitronen-, Teebaum- und Eukalyptusöl)
- Mittel gegen Durchfall, Übelkeit, Erbrechen (Pfefferminz-, Fenchel-, Ingweröl)
- Mittel gegen Insektenstiche, Sonnenbrand und Wunden (Lavendelöl)
- Desinfektionsmittel (Nelken- und Zimtöl)
- Fieberthermometer, Schere, Pinzette, Verbandzeug

Warum du deine Hausapotheke griffbereit haben solltest

Eine wohlgeordnete Hausapotheke sollte immer zur Hand sein, um bei kleineren Gesundheitsproblemen und Notfällen schnell und effektiv helfen zu können. Wie oft ist es dir schon passiert, dass du dich am Küchenherd verbrannt hast, das Kind weinend mit einem offenen Knie vom Radfahren heimkommt, vom Arbeiten in der Werkstatt ein Schiefer im Finger steckt oder Schlimmeres – und du bist durch die Wohnung gehetzt, hast gestresst Pinzette, Desinfektionsmittel, Schere und Pflaster aus den verschiedensten Ecken der Wohnung zusammengesucht …

Mit einer gut organisierten und duftenden Hausapotheke der Natur bist du auf alle Eventualitäten vorbereitet, hast Mittel zur Hand, die effektiv und schnell wirken und dir so manche Unannehmlichkeiten ersparen können.

Schnelle Behandlung

Mit einem gezielten Griff in deine Hausapotheke hast du die Möglichkeit, rasch auf alltägliche Gesundheitsprobleme wie Kopfschmerzen, Fieber, Schnupfen, Husten oder kleinere Verletzungen zu reagieren. Werden diese Beschwerden sofort behandelt, kannst du verhindern, dass sie sich verschlimmern und womöglich weitere Komplikationen verursachen.

Das Pfefferminzöl leistet Erste Hilfe bei Kopfschmerzen. Man reibt 1 Tropfen Pfefferminzöl auf Stirn, Schläfen und Nacken. Erfahrungsgemäß hat der Leidende seine Schmerzen nach ein paar Minuten vergessen. Ätherische Öle sind berühmt für ihre schnelle Wirkung!

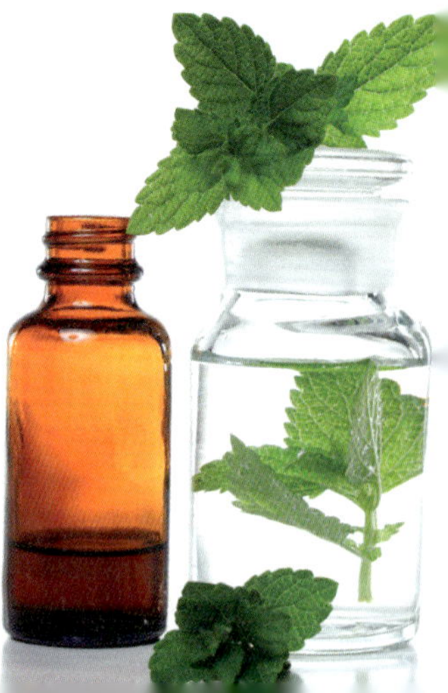

Im Notfall gerüstet

Bei einer Hautreizung oder Schnittverletzung ist es nötig, rasch Erste Hilfe leisten zu können. Wenn deine Hausapotheke ein Lavendelöl enthält, bist du für alle Hautprobleme gut ausgerüstet.

Das Lavendelöl leistet bei Hautverletzungen Erste Hilfe! Es desinfiziert die Wunde, leitet den Heilungsprozess ein und versorgt das Gewebe, um unschöne Narben zu vermeiden. Das Lavendelöl ist auch hervorragend dazu geeignet, Verbrennungen (inklusive Sonnenbrand) zu lindern und die Haut zu pflegen. Dabei beruhigt der Duft des Öls den Behandler sowie den zu Behandelnden.

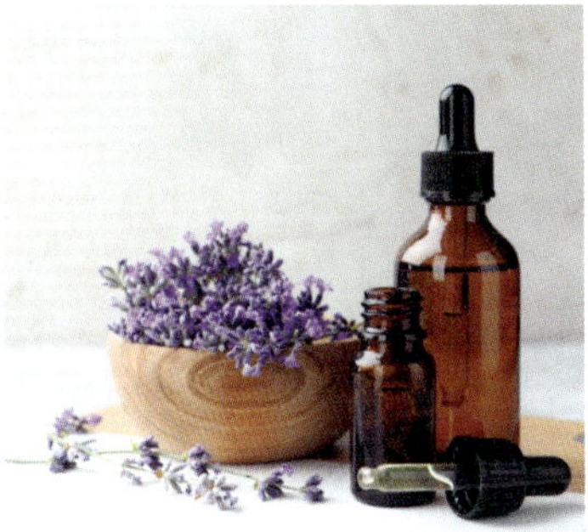

Eigenverantwortung

Eine gut sortierte und auf deine Bedürfnisse und die Bedürfnisse deiner Familie ausgerichtete Hausapotheke gehört zu einer bewussten Vorsorge und Verantwortung. Sie gibt dir Sicherheit auf diverse Probleme vorbereitet zu sein, wie etwa einen Bienenstich, einen geschwollenen Knöchel oder entzündete Augen.

Annehmlichkeit

Eine Ätherische-Öle-Hausapotheke wird dir oftmals die Mühe ersparen, bei kleineren Beschwerden in die Apotheke zu laufen oder einen Arzt aufsuchen zu müssen. Dies spart Zeit, Mühe, Stress und zusätzliche Kosten und ermöglicht eine schnellere Behandlung.

Im Unterschied zu synthetischen Medikamenten aus dem Labor, haben dampfdestillierte ätherische Öle kein Ablaufdatum. Einen Beweis dafür liefert ein uraltes Lavendelöl aus dem Grabmal des ägyptischen Pharaos Tutanchamun aus dem 14. Jahrhundert. Die chemischen Bestandteile dieses alten Lavendelöls mit ihren heilsamen Wirkungen waren über die Zeit unverändert wirksam geblieben.

Ätherische Öle, die Urmedizin der Menschheit

Ätherische Öle bewahren ein tiefes Geheimnis – das Geheimnis totaler Gesundheit und sprühender Lebensfreude! Sie schenken Harmonie und Gleichgewicht auf den körperlichen, emotionalen, geistigen sowie feinstofflichen Seinsebenen. Unscheinbar und unerkannt wachsen die unberührten Pflanzen auf unseren Wiesen, Feldern und Wäldern. Sie hüten jahrtausendealtes Wissen. Die Erfahrungen der großen Heiler wurden in uralten Büchern niedergeschrieben, um das Wissen um den unschätzbaren Wert der Natur für die Nachwelt aufrechtzuerhalten. Heute findet die moderne Wissenschaft langsam den Weg zurück zur Urmedizin, die von einer gütigen Macht direkt in die Natur gelegt wurde, damit wir uns im Notfall helfen können.

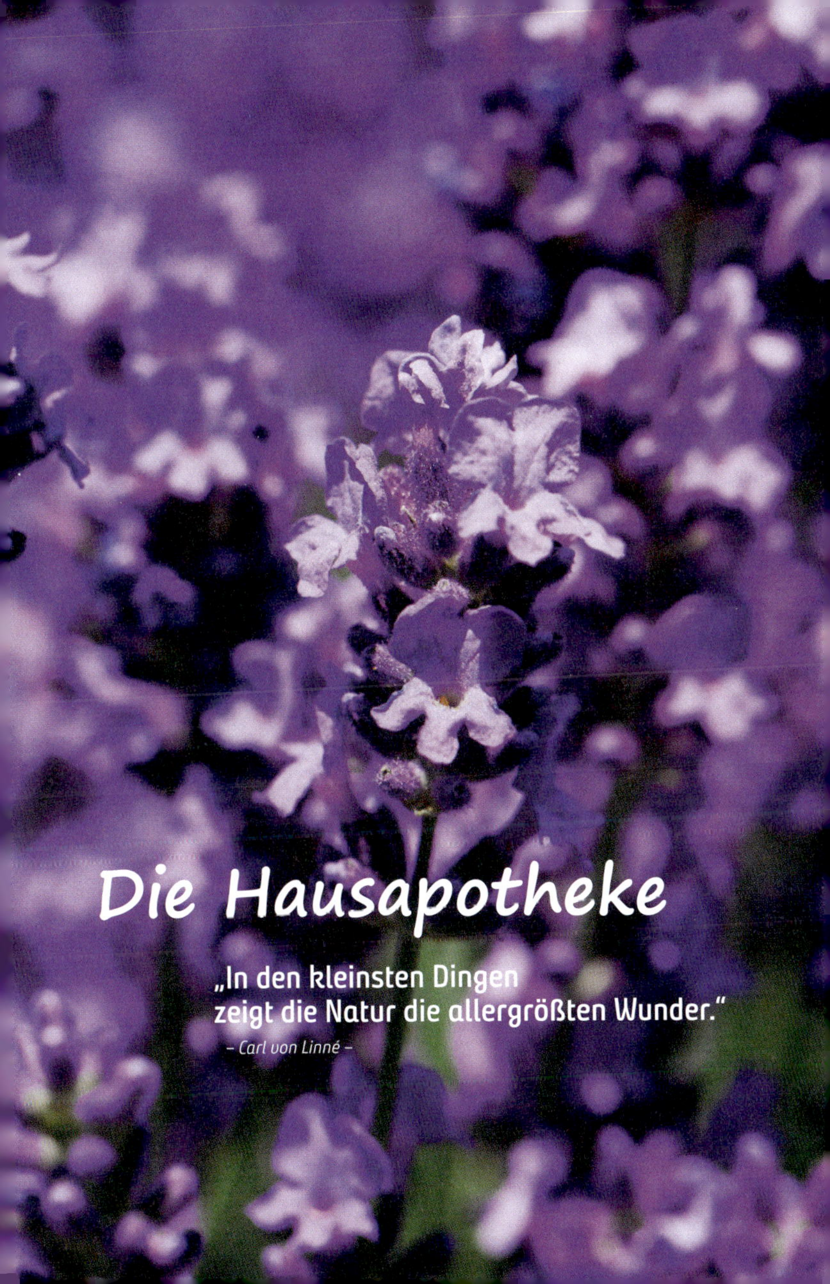

Die Hausapotheke

„In den kleinsten Dingen
zeigt die Natur die allergrößten Wunder."

– Carl von Linné –

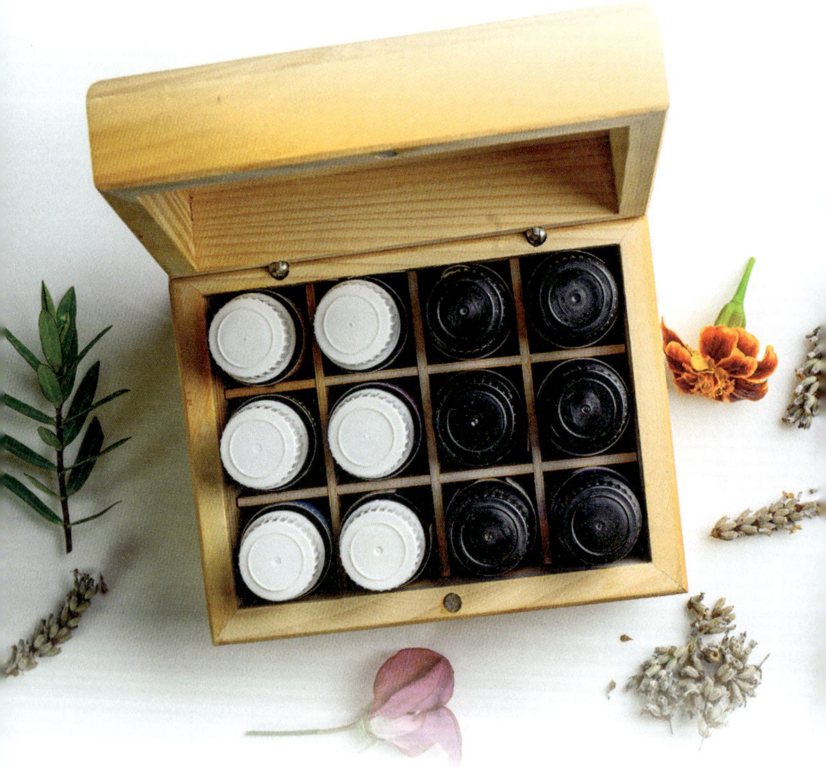

Die 12 Unentbehrlichen

In einer Hausapotheke sollten folgende ätherische Öle nicht fehlen:

- Ein beruhigendes Öl: **Lavendel**
- Ein reinigendes Öl: **Zitrone**
- Ein anregendes Öl: **Pfefferminze**
- Ein anhebendes Öl: **Weihrauch**
- Ein entzündungshemmendes Öl: **Copaiba**
- Ein schmerzlinderndes Öl: **Balsamtanne**
- Zwei antimikrobielle Schutzöle: **Nelke** und **Zimt**
- Zwei Verdauungsöle: **Fenchel** und **Ingwer**
- Zwei Öle für die Atemwege: **Teebaum** und **Eukalyptus**

Kennst du das auch?

- Lästige Kopfschmerzen
- Eine Wunde, die nicht heilen will
- Pulsierende Zahnschmerzen
- Einen peinlichen Hautausschlag
- Wiederkehrende Allergien
- Eine Blase auf der Ferse
- Einen eingeklemmten Finger
- Unschöne blaue Flecken
- Einen verdorbenen Magen
- Einschlafprobleme
- Schwierigkeiten beim Durchschlafen
- Angst und Mutlosigkeit
- Lustlosigkeit oder seelischen Schmerz

Ätherische Öle haben erstaunliche Wirkungen

Quälender Kopfschmerz

Man hat einen Schreibtisch voll Arbeit, dringende Konferenzen und Abgabetermine. Die Arbeit würde Spaß machen und deine Expertise ist gefragt. Aber du kannst nicht! **Quälender Kopfschmerz** trommelt in deinem Gehirn. Du würdest am liebsten deinen Kopf an die Wand klopfen, nur um diesen dumpfen Schmerz nicht länger ertragen zu müssen. Du verdunkelst den Raum, um das grelle Sonnenlicht draußen zu halten. Du trinkst Gläser voll Wasser in der Hoffnung, deinen Kopf freizubekommen. Nichts wirkt! Gibt es ein ätherisches Öl, das dir helfen könnte?

Die offene Wunde

Der Arzt schüttelt den Kopf. Deine **Wunde am Bein** nach der Routineoperation will nicht heilen. Du bist schon bei der 3. Runde Antibiotika, die immer stärker dosiert wurden und desto heftiger durchschlagen. Deine Verdauung ist stark gestört, denn die guten Darmbakterien wurden durch die Antibiotika abgetötet und können dich nicht mehr unterstützen. Salben, Tinkturen und verschriebene Präparate helfen nicht, auch nicht der Arzt. Bakterien fressen an deiner offenen Wunde. Man spricht schon von Amputation! Was willst du tun? Hat die Apotheke der Natur noch ein Mittel für dich bereit?

Pulsierende Zahnschmerzen

Es ist Samstag und **dein Zahn** beginnt zu rebellieren. Du hast keine Schmerzmittel zu Hause, willst auch keine nehmen! Du liegst im Bett, drückst einen Eisbeutel gegen deine schmerzende Wange, in der Hoffnung, dein Zahn würde sich beruhigen. Es ist Nacht. „Montag früh gehe ich gleich zum Zahnarzt", schwörst du dir und überlegst, wie du mit diesem pochenden Nervenschmerz in deinem Mund noch so lange aushalten kannst. „Gäbe es doch ein Mittel in meiner Hausapotheke", denkst du ratlos. „Ich würde alles dafür geben!"

Nervenzermürbende Schlafstörungen

„**Jede Nacht** muss ich auf die Toilette rennen", ärgerst du dich. „Das ist so lästig!" Dann kannst du **nicht mehr einschlafen**. Du zählst die Minuten und es scheint, als bliebe die Zeit stehen. Du beginnst verzweifelt von 1 bis 100 zu zählen. Kein Erfolg. Du stehst auf und gehst einmal durch die Wohnung, aber auch das verhilft dir nicht zum Einschlafen. Morgens musst du aufstehen, bist müde und bei der Arbeit fallen dir immer wieder die Augen zu. Du kannst dich nicht konzentrieren. In deiner Verzweiflung trinkst du starken Kaffee. Und der Teufelskreis beginnt von vorne. Du kannst nicht einschlafen … Du bist ganz aus der Balance.

Wie Hormone dich im Griff halten

Du drehst dich zur Seite und stellst dich schlafend, wenn dein Partner auf leisen Sohlen in das Schlafzimmer kommt, um dich zu überraschen. Enttäuscht zieht er sich zurück. Dieses

Spiel treibst du schon wochenlang, nicht weil du nicht wolltest, sondern weil du nicht kannst. Du hast keine Lust.

Deine **Hormone** sind durcheinander. Du hast zwar gehört, dass Fenchelöl das Hormonsystem unterstützt, aber du hast keines in deiner Hausapotheke. Hättest du nur auf den Rat deiner Freundin gehört, die dir dieses Öl empfohlen hat.

Die untrüglichen Erkältungssymptome

Du spürst es. Du weißt es. **„Jetzt werde ich krank.“** Kalte Schauer laufen dir über den Rücken. Die Füße sind eiskalt. Du ziehst deine Weste enger um dich. Du hast dich erkältet. Was tun? Der Boss braucht dich. Dein Pflichtbewusstsein unterdrückt deine Körperwahrnehmung. Du schleppst dich trotzdem zur Arbeit, hustest, niest, steckst die anderen an …

Hüte jene 12 ätherischen Öle, die wir in diesem Praxis-Ratgeber besprechen, in deiner Hausapotheke, und du findest die von dir gesuchte Unterstützung.

Die therapeutische Anwendung ätherischer Öle

1 Tropfen, 3 Anwendungen

Jedes ätherische Öl wird prinzipiell in dieser Reihenfolge angewendet:

1. **Einatmen:** Beim Einatmen geht das Öl direkt in das Erinnerungszentrum des Gehirns und beginnt dort „aufzuräumen". Die Gedanken werden heiterer, die Gefühle fröhlicher! Der Duft von Lavendelöl vermittelt innere Ruhe, lässt Stress und Ängste abfallen, Alltagssorgen zur Ruhe kommen und in die Geborgenheit zurückfinden. Das ätherische Öl kann auch in einem Aroma-Diffuser vernebelt werden, um die Raumluft von Krankheitserregern zu reinigen, die Atemluft zu erfrischen und die Stimmung anzuheben.

2. **Einreiben:** Das Öl bringt die lebenswichtigen Wirkstoffe über die Haut direkt in den Körper. Es reinigt, unterstützt die DNA und bringt den Körper in Balance, indem es die Schwingung des Hilfesuchenden entweder anhebt oder verringert, ganz wie der Körper es für vollkommene Gesundheit braucht. Das ätherische Öl kann verdünnt oder unverdünnt (siehe die *Richtlinien zur sicheren Anwendung ätherischer Öle* im Anhang) auf die Haut aufgetragen werden, um Hautprobleme zu behandeln oder bei Stress und Angstzuständen zu helfen.

3. **Einnehmen:** Nur wenn das Etikett am Fläschchen mit dem Hinweis *Nahrungsergänzung* oder *Zum Verzehr geeignet* gekennzeichnet ist, wird ein ätherisches Öl eingenommen oder in der Nahrungszubereitung verwendet! Durch die Einnahme unterstützt das Öl alle Körpersysteme, indem es Sauerstoff zu den Zellen bringt, Schadstoffe abbaut und lebenswichtige Prozesse im Körper unterstützt.

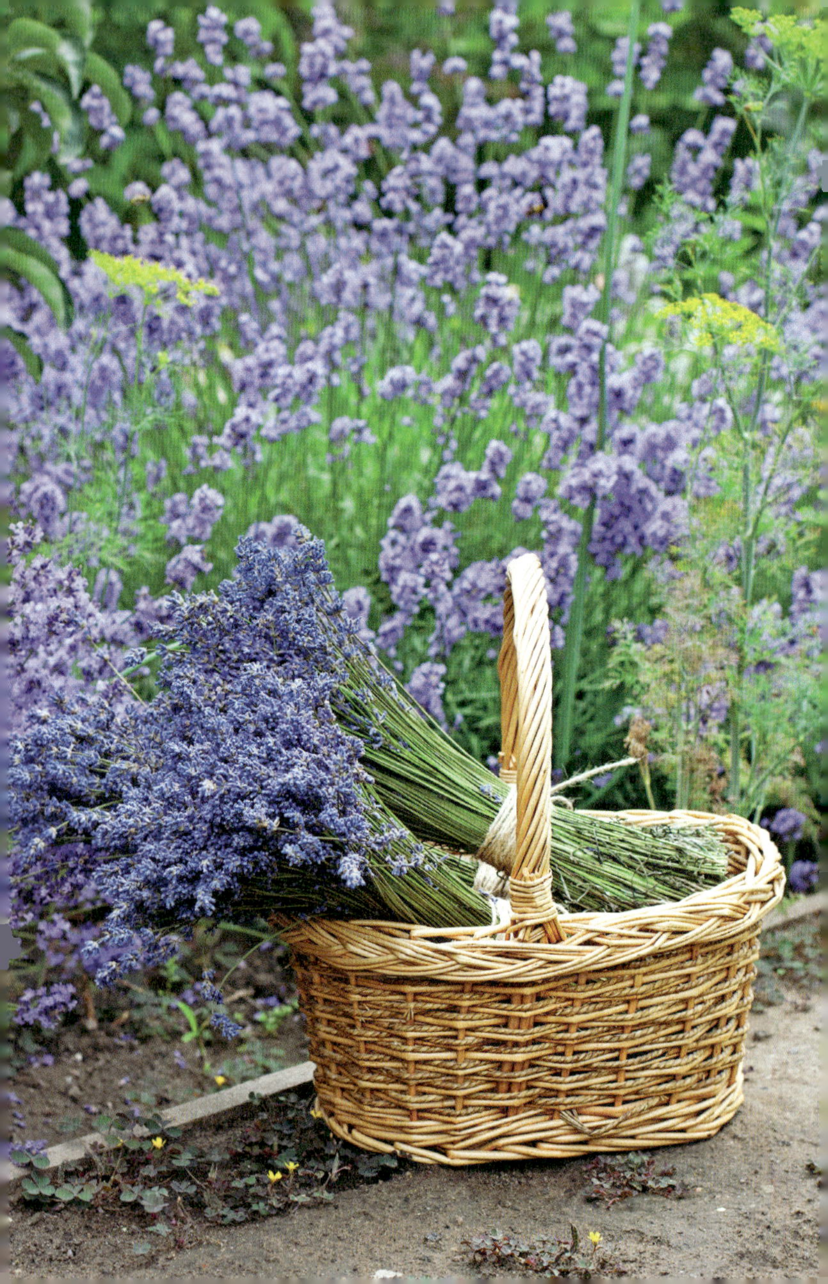

1 Lavendelöl, das beruhigende Universalöl

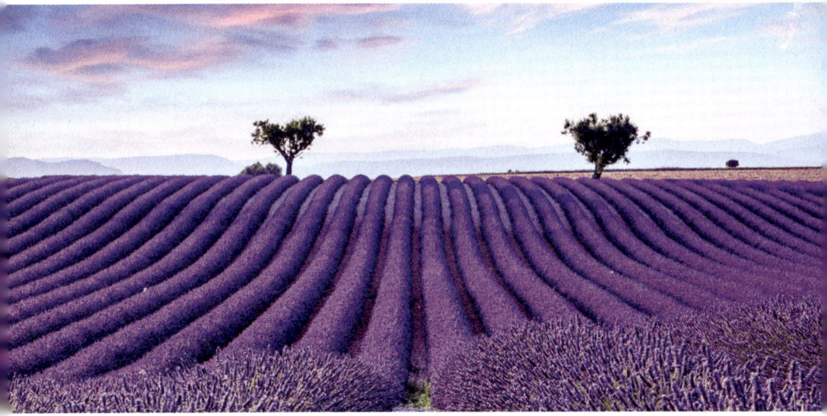

Der Lavendel (*Lavandula angustifolia*) aus der Familie der Lippenblütler (*Lamiaceae*) ist für seinen charakteristischen Lavendelduft bekannt und beliebt. Lavendelöl ist ein ätherisches Öl, das durch Dampfdestillation der Blüten gewonnen wird. Das Öl hat einen beruhigenden, blumigen Duft und wird für seine entspannenden, lindernden und heilenden Eigenschaften geschätzt.

Verwendung in der Volksmedizin

Seit Jahrhunderten wird Lavendel in der Volksmedizin wegen seiner beruhigenden Eigenschaften verwendet, um Angstzustände, Schlaflosigkeit und Stress zu lindern. Zudem hat das Lavendelöl auch entzündungshemmende Eigenschaften und wird zur Linderung von Schmerzen (z. B. Kopfschmerzen) und Entzündungen (z. B. zur Beruhigung der Haut oder zur Abwehr von Insekten) eingesetzt.

Chemische Bestandteile

Lavendelöl enthält 30–58% Alkohole, 26–52% Ester und 7–24% Monoterpene. Es sind diese Bestandteile, die dem Öl seine beruhigenden, entspannenden und reinigenden Eigenschaften verleihen.

Lavendelöl – der Alleskönner!

- Es unterstützt das Nervensystem und schenkt Ruhe sowie Gelassenheit in herausfordernden und stressvollen Zeiten (Überforderung, Angstzustände, Depressionen). Es sorgt für einen gesunden Schlaf und unterstützt das Immunsystem.
- Lavendel ist die Erste Hilfe bei allen Hautproblemen, Schnitten, Wunden und Narben, denn es reinigt die Wunde, leitet den Heilungsprozess ein und sorgt für die Regeneration des Hautgewebes, um unschöne Narben zu verhindern.
- Seine heilsamen Kräfte unterstützen die Haut auch bei Verbrennungen und Sonnenbrand. Lavendel beruhigt die Haut, wirkt kühlend und fördert die Regeneration.
- Auch bei Akne, Ekzemen, Schuppen, Insektenstichen und anderen Hautproblemen bietet Lavendelöl dem Körper effektive Unterstützung.
- Es wirkt beruhigend in schwierigen und herausfordernden Situationen und kann einen übermüdeten Menschen in den Schlaf wiegen, wenn die Gedanken überdreht sind und der Körper sonst keine Ruhe findet. Aber Lavendelöl kann auch aufwecken und aufmuntern, wenn die Situation es erfordert. Das Öl scheint genau zu wissen, was der Körper zu einem bestimmten Zeitpunkt braucht, um in Harmonie zu kommen.

Beliebte Anwendungen des Lavendelöls

Für einen gesunden Schlaf atmet man das Öl vor dem Zubettgehen tief ein. Man tropft 1 Tropfen auf das Kopfkissen und/oder reibt die Herzgegend und die Fußsohlen mit dem beruhigenden Öl ein.

Bei Stress und Verspannungen reibt man 1 Tropfen auf die Handgelenke und in den Nacken und atmet das Öl tief ein.

Die Haut lässt sich mit der regenerierenden Wirkung von Lavendelöl sanft pflegen und unterstützt nachweislich die Hautregeneration.

Natürliches Duschgel, Bio-Haarshampoo, Schaumseife, Gesichtsspray und Creme (immer auf Bio-Qualität achten) mit einigen Tropfen Lavendelöl verfeinert, beruhigen, inspirieren und heben einerseits die Stimmung, andererseits steigern sie die Qualität und Wirkung der angewendeten Produkte.

Schmerzende Stellen profitieren von einer sanften Massage mit 1 Tropfen Lavendelöl.

Müde Muskeln lassen sich mit 1 Tropfen Lavendelöl entspannen.

Zur Beruhigung tragen auch Lavendelhonig oder -tee bei. Für den Lavendelhonig mischt man 1 Tropfen Lavendelöl mit 1 Teelöffel Honig. Ein schneller Lavendeltee lässt sich mit 1–2 Tropfen Lavendelöl, in warmes Wasser gerührt, zubereiten.

Doch Achtung! Nicht alle Lavendelöle sind gleich, wie der nächste Bericht zeigt. Verwende ausschließlich hochwirksame ätherische Öle, die mit dem lateinischen Namen *Lavandula angustifolia* am Fläschchen gekennzeichnet sind!

Das Lavendelöl, das keines war …

In meinem Buch *Duftmedizin – Ätherische Öle und ihre therapeutische Anwendung* erzähle ich die Geschichte einer Frau, die sich ein falsch gekennzeichnetes „Lavendelöl" aus einem vermeintlichen Fachgeschäft besorgte. Sie tropfte das Öl auf ihre Wunde in der Hoffnung, das Lavendelöl würde *„die Wunde heilen, ohne eine Narbe zu hinterlassen"*. Genau diese Gewebsunterstützung wird dem echten Lavendelöl (*Lavandula angustifolia*) ja nachgesagt.

Doch von diesem „Lavendelöl" trug sie eine ganz schlimme Verbrennung davon. Es stellte sich nämlich heraus, dass das verwendete „Lavendelöl" kein echter Lavendel war, sondern Lavandin, ein Lavendelhybrid. Lavandin enthält eine große Menge an Kampfer, der bekanntlich in der Wunde brennt. Schuld war die Etikettierung des Fläschchens. Lavendel ist nicht Lavandin! Dabei handelt es sich um zwei verschiedene Öle mit unterschiedlichen chemischen Wirkstoffen. Während Lavendel die Haut schont und regeneriert, liegt die Kraft des Lavandin in seiner reinigenden Wirkung und wird daher auch gerne zur Reinigung verwendet, sowohl bei unschönen Akne-Pusteln als auch zu Reinigungszwecken im Haushalt.

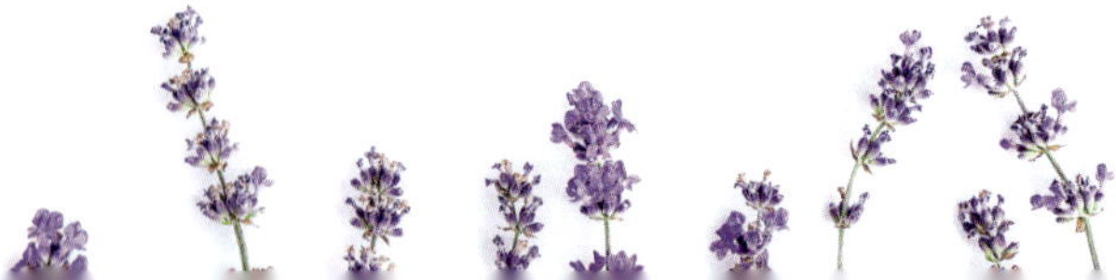

Der Lavendelbetrug

Heute ist ein Großteil des verkauften Lavendelöls Lavandin, das in China, Russland, Frankreich und Tasmanien wächst und dort billig erzeugt und destilliert wird. Sodann wird es nach Frankreich gebracht und mit synthetischem Linalylacetat verschnitten, um den Duft zu verbessern. Lösungsmittel wie Propylenglykol, DEP oder DOP [bekannte Karzinogene] werden hinzugefügt. Diese haben keinen störenden Eigengeruch und werden daher von der Nase nicht wahrgenommen, wobei sie das Volumen des Öls beträchtlich steigern, was wiederum einen höheren Gewinn bedeutet. In dieser Zusammensetzung wird das Gemisch als *reines Lavendelöl* verkauft!

Woher stammt dein Lavendel?

In Frankreich sank die Produktion von echtem Lavendelöl (*Lavandula angustifolia*) von 87 Tonnen im Jahre 1967 auf nur 12 Tonnen im Jahr 1998. Jedoch stieg in diesem Zeitraum die Nachfrage nach Lavendelöl über 100 Prozent. Woher haben die Ölvermarkter genug Lavendel bekommen, um die Nachfrage zu befriedigen? Wahrscheinlich ist die Vermutung, dass eine Kombination aus synthetischen und verfälschten Ölen verwendet wurde.

Einige Statistiken zeigen, dass ein weltweites Unternehmen doppelt so viel Lavendelöl verwendet, wie weltweit produziert wird. Woher stammen diese sogenannten „ätherischen Öle“?

Nur 2% der ätherischen Öle am Weltmarkt sind heute nach therapeutischen Standard hergestellte Öle. Der Rest besteht aus oftmals wohlmeinenden, doch unsachgemäß destillierten, gefälschten oder zu 100% synthetisch hergestellten Ölen.

Daher ist es außerordentlich wichtig, alles über die Integrität des Unternehmens, von dem du deine ätherischen Öle kaufst, zu kennen!

Therapeutische Rezepte mit ätherischem Lavendelöl

Ein Schlaf-Spray

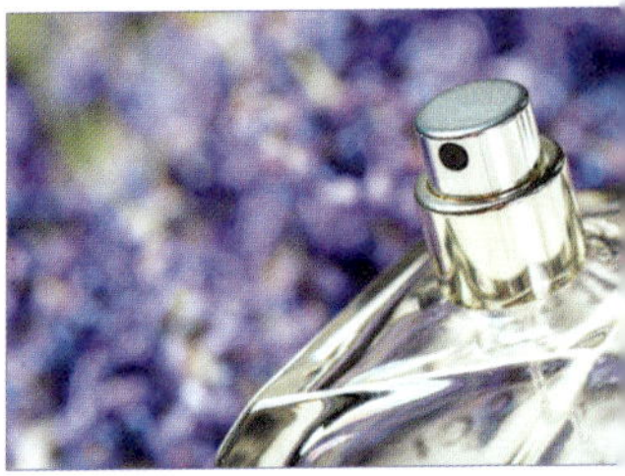

- 1 Tasse destilliertes Wasser
- 10 Tropfen ätherisches Lavendelöl
- 1 Sprühflasche aus Glas

Anwendung: Zutaten in einer Sprühflasche mischen und vor Gebrauch gut schütteln. Auf das Kopfkissen oder in die Luft sprühen, um eine beruhigende und entspannende Umgebung für den Schlaf zu schaffen.

Ein Antistress-Massageöl

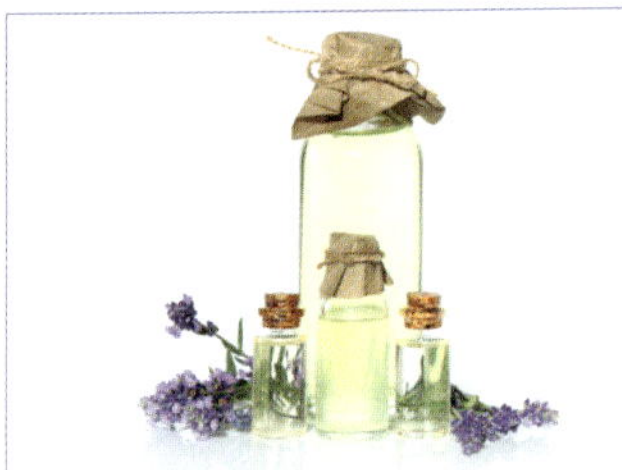

- ½ Tasse süßes Mandelöl
- 10 Tropfen ätherisches Lavendelöl

Anwendung: Zutaten mischen und die Ölmischung zur Entspannung und zum Abbau von Stress auf die Haut massieren.

Ein Lavendel-Salz-Peeling

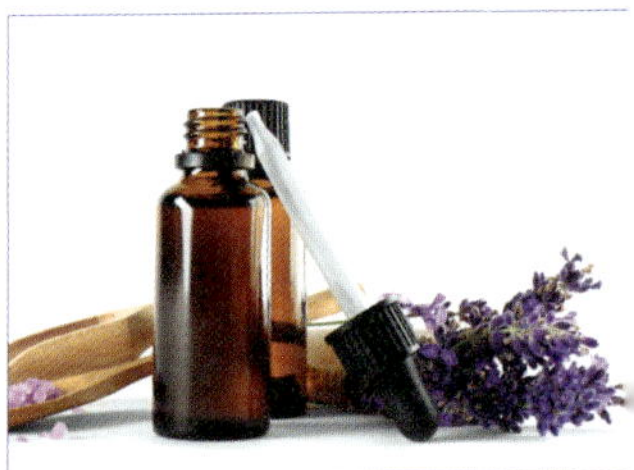

- 1 Tasse Meersalz
- ¼ Tasse Mandelöl oder ein anderes Massageöl
- 10 Tropfen ätherisches Lavendelöl

Anwendung: Zutaten mischen und die Mischung sanft auf die Haut massieren, um abgestorbene Hautzellen zu entfernen und die Zirkulation anzuregen.

Eine Lavendel-Badebombe

- 1 Tasse Natron
- ½ Tasse Zitronensäure
- ½ Tasse Maismehl
- 10 Tropfen ätherisches Lavendelöl
- 1 Esslöffel Mandelöl
- 1 Esslöffel Wasser

Anwendung: Die ersten vier Zutaten in eine Schüssel geben, danach Mandelöl und Wasser hinzufügen und alles gut vermengen. Die Mischung in Badebomben-Formen füllen und über Nacht trocknen lassen. Für ein beruhigendes und entspannendes Bad verwendet man eine (1) sprudelnde Badebombe im Badewasser.

Kulinarische Rezepte

Lavendel-Zitronen-Limonade

- 1 Tasse frisch gepresster Zitronensaft
- 1 Tasse destilliertes Wasser
- Honig zum Süßen
- 5–6 Tropfen ätherisches Lavendelöl
- 4 Tassen Mineralwasser

Zubereitung: Ätherisches Öl und Honig vermischen und die Zutaten (außer Mineralwasser) in einer Karaffe mischen. Zuletzt 4 Tassen Sprudelwasser hinzufügen und die Limonade auf Wunsch mit Eiswürfeln servieren.

Lavendel-Honig-Butter

- 1 Tasse Butter
- ¼ Tasse Honig
- 5 Tropfen ätherisches Lavendelöl

Zubereitung: Zutaten in einer Schüssel mischen, Brot in Scheiben schneiden und mit dem Lavendel-Honig-Butter-Aufstrich servieren.

Lavendel-Eiscreme

- 2 Tassen Sahne
- 1 Tasse Milch
- Brauner Zucker oder Honig zum Süßen
- 4 Eigelb
- 1 Teelöffel Vanilleextrakt
- 1–2 Tropfen ätherisches Lavendelöl

Zubereitung: Sahne, Milch und Zucker in einem Topf erhitzen bis der Zucker aufgelöst ist. Dann 4 Eigelb hinzufügen und die Mischung bei mittlerer Hitze zu einer dicken, cremigen Konsistenz kochen. Nun 1 Teelöffel Vanilleextrakt einrühren und die Mischung etwas abkühlen lassen, bevor man das Lavendelöl beifügt. Mittels einer Eismaschine die Mischung zu Eiscreme verarbeiten.

Lavendel-Ziegenkäse

- 120 g weichen Ziegenkäse
- 1 Esslöffel Honig
- 1–2 Tropfen ätherisches Lavendelöl

Zubereitung: Zutaten in einer Schüssel gut vermischen und den Ziegenkäse auf Crackern oder Brot servieren.

2 Zitronenöl, der duftende Reiniger

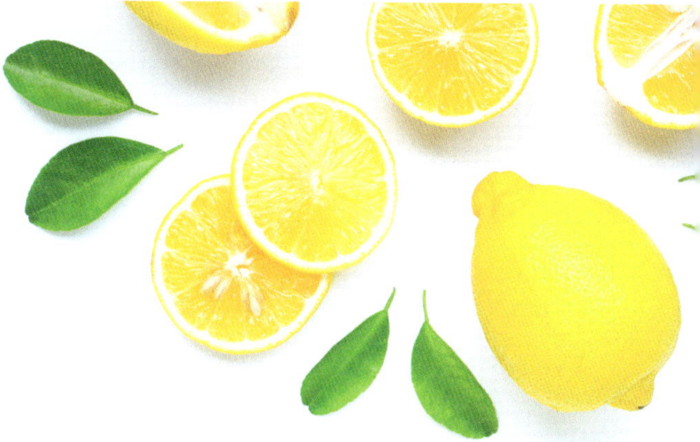

Die Zitrone (*Citrus limon*) ist eine Zitrusfrucht, die zur Familie der Rautengewächse (*Rutaceae*) gehört. Das ätherische Zitronenöl wird durch Kaltpressung aus den Schalen von Bio-Zitronen gewonnen. Es hat einen erfrischenden, zitrusartigen Duft und ist bekannt für seine antimikrobiellen, antiseptischen und stimmungsaufhellenden Eigenschaften.

Verwendung in der Volksmedizin

Zitronen werden seit jeher in der Volksmedizin verwendet, denn sie sind reich an Vitamin C, Flavonoiden und anderen Antioxidantien, die zur Stärkung des Immunsystems beitragen und Entzündungen im Körper reduzieren können. Zitronen helfen auch bei Verdauungsproblemen wie Blähungen, Verstopfung und Sodbrennen, und tragen zur Entgiftung des Körpers bei. Zitronenöl hat dieselben Eigenschaften, doch ist die Wirkung ätherischer Öle durch ihren Herstellungsprozess noch um ein Vielfaches verstärkt.

Chemische Bestandteile

Zitronenöl enthält unter anderem 70–90% Monoterpene. Das Öl wirkt stark antiseptisch und antimikrobiell und weist eine reinigende Wirkung auf. Es ist ein kräftiges Antioxidans und unterstützt das Immun- und Lymphsystem bei der Abwehr von Pathogenen.

Zitronenöl hebt das Gemüt und macht glücklich

In duftenden Zitronenhainen wachsen die Zitronen im Brennpunkt der Sonnenstrahlen heran und muten selbst wie kleine Sonnen an, die strahlende Freude versprühen. Ihr Duft erfrischt den Körper, hebt die Gefühle und klärt die Gedanken, während das Öl unbemerkt den Körper, die Gefühle und Gedanken reinigt und in Harmonie bringt. Das Resultat: Zitronenöl macht fröhlich!

- **Das Öl der Freude:** Zitronenöl gehört unbedingt in deine Hausapotheke, denn es ist vielseitig anwendbar und verbreitet mit seinem Duft Freude und Hoffnung! Zitronenöl erhellt – wie die Sonne – das Gemüt! Es macht das Herz glücklich und kann eine gedrückte Stimmung schnell in einen frohen Gemütszustand verwandeln.
- **Reinigung:** Zitrone hat eine reinigende Wirkung in Bio-Haushaltsprodukten (Abwaschhilfe, Universalreiniger, Geschirrspül- und Waschmittel) und unterstützt auch den Körper bei der Entgiftung. Im Raum vernebelt (Aroma-Diffuser oder Raumspray), reinigt das Zitronenöl die Luft von Pathogenen

und sorgt für eine frische, aufmunternde Atmosphäre. Flecken und Ölrückstände lösen sich durch die Kraft des Zitronenöls leicht und gründlich (z. B. Etiketten auf Gläsern). Wie immer Zitronenöl angewendet wird, es zaubert ein frohes Lächeln auf die Lippen. Selbst der Hausputz macht Freude.

- **Hautprobleme** wie Akne, Schuppen oder Warzen können mit Zitronenöl behandelt werden.
- **Verdauung:** Zitronenöl unterstützt bei Verdauungsproblemen – wie etwa Verstopfung und Übelkeit. Es stärkt das Immunsystem und geht gegen Infektionen vor.
- **Insektenschutz:** Als Insektenschutz wehrt Zitronenöl lästige Insekten ab.
- **Zitronenöl ist photosensitiv**, das heißt, die Zitronenschalen bündeln die Sonnenstrahlen mit starker Kraft, um selbst dann zu reifen, wenn keine Sonne scheint. Das Öl hat dieselbe Fähigkeit, daher meidet man für 24 bis 48 Stunden nach dem Auftragen des Öls direkte Sonnenbestrahlung oder den Bräunungssalon (UV-Strahlung), um eine Hautreizung oder Pigmentflecken zu verhindern. Ist man der Sonne ausgesetzt, ist es ratsam, das Öl auf die Fußsohlen aufzutragen. (Siehe die *Richtlinien zur sicheren Anwendung ätherischer Öle* im Anhang.)
- **Zitronenöl als Nahrungsergänzung** in Speisen und Getränke gerührt, bringt die Kraft des Zitronenöls direkt in den Körper, um alle Systeme zu unterstützen. Und es schmeckt lecker! Wenn man 1 Tropfen Zitronenöl einnimmt, geht das Öl in den Körper, sucht die freien Radikale und wandelt sie in **Vitamin A** um!

- **In der Aromaküche:** Zitronenöl, in Wasser getrunken, erfrischt. Beim Kochen kann man statt Zitronenschalen 1 Tropfen Zitronenöl verwenden, um eine unvergessliche Gaumenfreude zu erzielen. Wenn die Gourmet-Köche der Welt einmal dieses herrliche Würzöl entdeckt haben, wird Essen zu einem ganz besonderen Erlebnis!
- **Zirkulation:** Zitronenöl unterstützt den Lymphfluss und fördert die Mikrozirkulation. Es stimuliert das Immunsystem und erhöht die Anzahl der weißen Blutkörperchen.
- **Gedächtnisleistung:** Zitronenöl wirkt entspannend und regt zugleich das Gedächtnis an. Es fördert die Gedächtnisleistung und Merkfähigkeit und wirkt unterstützend beim Lernen.

Wissenschaftliche Studien zu allen Vorzügen ätherischer Öle kann man in der weltweiten US-Datenbank *pubmed.gov* nachlesen.

Wie das Zitronenöl meinen Flug rettete

Es ist bekannt, dass die nach Frische duftende Zitrone mit ihrer desinfizierenden Reinigungskraft gerne in Putzmitteln verwendet wird. Dass das Zitronenöl aber über eine solche Reinigungskraft verfügt, dass sie pathogene Keime einfach im Körper neutralisiert, das ist wohl weniger bekannt und schier unglaublich!

In meinem Buch *Duftmedizin – Ätherische Öle und ihre therapeutische Anwendung* erzähle ich dir folgende Geschichte aus einer Abflughalle, geschehen kurz vor dem Check-in. Ich spüre mit Entsetzen das wohlbekannte Gefühl aufsteigen, wenn man schnellstens eine Toilette aufsuchen muss:

Durchfall! Was tun? Die lange Menschenschlange beginnt langsam, sich vorwärts zu bewegen. Was soll ich jetzt tun? Zur Toilette laufen und den Flug verpassen, oder einsteigen und auf das Beste hoffen?

Gott sei Dank hatte ich mein Zitronenöl dabei! Einen Tropfen unter die Zunge gegeben, ein bis zwei Mal wiederholt, und schon war der Spuk vorbei. Der Bauch hatte sich beruhigt und die Unannehmlichkeiten waren gebannt. Und dabei ist es dem Zitronenöl egal, ob die Darmreizung von den überspannten Nerven in der Abflughalle herrührten oder von einer verdorbenen Mahlzeit. Das Zitronenöl ist seither mein treuer Begleiter!

Zitronenöl hat noch eine weitere Eigenschaft: Es reinigt dunkle Gedanken. Missmut und depressive Verstimmungen haben im Geiste des Zitronenöls keinen Bestand. Das Öl befreit von trüben, traurigen oder düsteren Gedanken und bringt frische Luft und Sonnenlicht ins Gemüt.

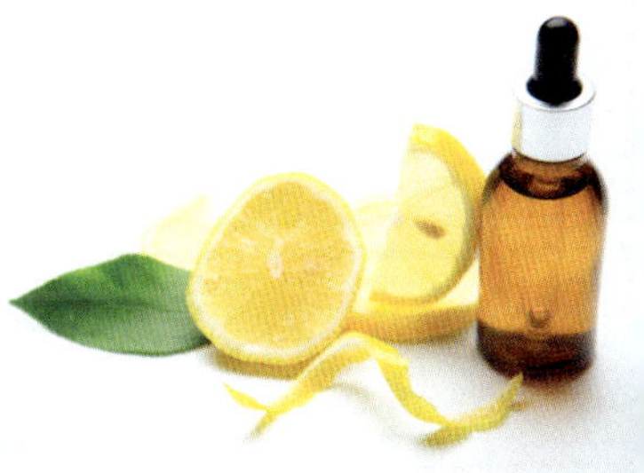

Zitronenöl erstaunt die Wissenschaftler!

Dr. Jean Valnet hat in seinen Forschungen erstaunliche Ergebnisse ans Licht gebracht. Wenn Zitronenöl in die Luft vernebelt wird (mittels eines Aroma-Diffusers), ist die Luft mit Sauerstoff geschwängert. Bakterien, Viren und gefährliche Keime können in sauerstoffreicher Umgebung nicht überleben.

So wurden folgende Krankheitserreger erfolgreich eliminiert:

- Meningokokken-Bakterien in 15 Minuten
- Typhusbazillen in 1 Stunde
- *Staphylococcus aureus* in 2 Stunden
- Pneumokokken innerhalb von 3 Stunden

Wenn Zitronenöl im Diffuser vernebelt wird

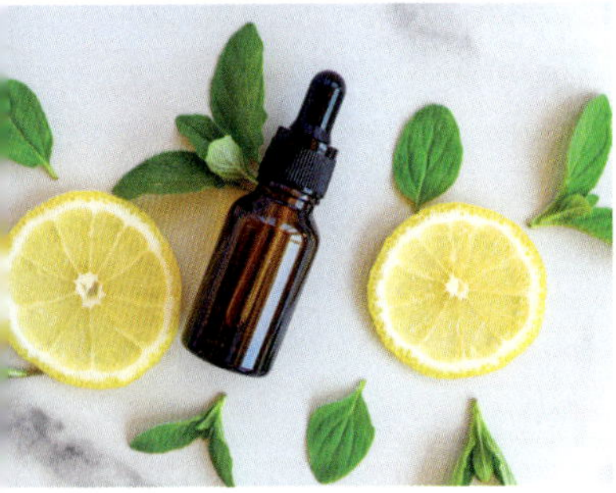

Jedes ätherische Öl – wie auch das Zitronenöl – kann in einem Aroma-Diffuser vernebelt werden. Ein Aroma-Diffuser ist ein elektrisches Gerät, das mikrofeine Duftpartikel in die Luft bläst. Dadurch wird die Raumluft gründlich gereinigt und mit lebensspendenden Zitronenmolekülen, sowie Sauerstoff und negativen Ionen angereichert. Wenn man diese Luft einatmet, nimmt man mit dem Sauerstoff gleichzeitig die lebensspendenden Wirkungen des Zitronenöls in den Körper auf.

- **Das Gemüt** wird hell, wenn man Zitronenduft einatmet.
- **Das Blut** wird mit Sauerstoff angereichert und kann die Organe besser versorgen.
- **Das Immun- und Lymphsystem** wird kräftig unterstützt.
- **Der Geist** wird hellwach und die Aufnahmekapazität wird gesteigert. Kinder, die beim Lernen und in Prüfungssituationen Zitronenöl riechen, können das Gelernte bis zu 50% besser wiedergeben.

Therapeutische Rezepte mit ätherischem Zitronenöl

Eine erfrischende Körperlotion

- 1 Tasse Sheabutter
- ½ Tasse Kokosöl
- 10 Tropfen ätherisches Zitronenöl

Anwendung: Sheabutter und Kokosöl im Wasserbad schmelzen und etwas abkühlen lassen. Das Zitronenöl hinzufügen und gut mischen. Die Mischung zuletzt mit einem Handrührgerät schlagen, bis sie cremig wird. Diese Lotion reinigt und befeuchtet die Haut und hat einen betörenden Duft.

Ein duftender Luftreiniger

- 1 Tasse destilliertes Wasser
- 10 Tropfen ätherisches Zitronenöl

Anwendung: Beide Komponenten in einer Sprühflasche gut vermischen und vor jedem Gebrauch schütteln. Um die Raumluft zu reinigen und zu erfrischen, versprüht man diese Mischung im Raum.

Kulinarische Rezepte

Zitronen-Pesto

- 2 Tassen frisches Basilikum
- ½ Tasse geröstete Pinienkerne
- ½ Tasse geriebenen Parmesan
- 2 Knoblauchzehen
- ½ Tasse Olivenöl
- 1 Esslöffel Zitronensaft
- 3–4 Tropfen ätherisches Zitronenöl

Zubereitung: Alles in einem Küchenmixer zu einer glatten Paste verarbeiten. Das Pesto wird als Sauce für Nudeln oder als Dip für Brot oder Gemüse verwendet.

3 Pfefferminze, der starke Held

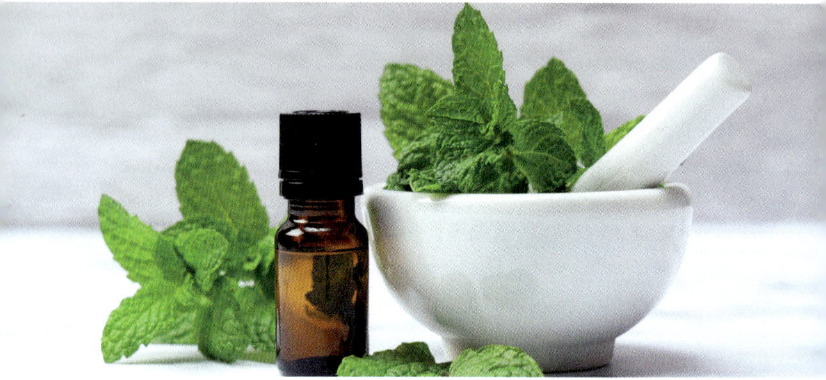

Das ätherische Pfefferminzöl (*Mentha piperita*) wird aus den Blättern der Pfefferminzpflanze durch Dampfdestillation gewonnen. Das Pfefferminzöl aus der Familie der Lippenblütler ist eines der ältesten Öle und ein sehr beliebtes ätherisches Öl. Es ist als „das" Schmerzmittel bekannt und verstärkt auch die Wirkung anderer Öle, wenn sie zusammen verwendet werden. Wenn der Kopf brummt, die Sonnenhitze unerträglich ist oder die Hormone aus der Balance geraten, dann ist das anregende Pfefferminzöl die ersehnte Rettung. Das Öl hat einen erfrischenden, minzigen Duft und ist bekannt für seine anregenden, belebenden und heilenden Eigenschaften.

Verwendung in der Volksmedizin

Die Pfefferminze wird seit Jahrhunderten in der Volksmedizin zur Linderung von Verdauungsproblemen wie Blähungen, Magenkrämpfen und Übelkeit eingesetzt. Das ätherische Öl hilft auch bei Kopfschmerzen und Migräne und wird aufgrund der entzündungshemmenden Eigenschaften bei der Behandlung von Schmerzen und Entzündungen eingesetzt. Bei Fieber leistet es Erste Hilfe.

Chemische Bestandteile

Die Hauptbestandteile von Pfefferminzöl sind 34–44% Phenolalkohole, 15–25% Ketone und 6–15% Monoterpene – Wirkstoffe, die das Öl anregend und erfrischend machen sowie den Körper beleben und reinigen.

Die chemische Zusammensetzung und Wirkung des ätherischen Pfefferminzöls hängt ausschließlich vom biologischen Pflanzenmaterial, der Ernte und fachmännischen Destillation ab.

Die Ernte und Destillation von Pfefferminze

Pfefferminze wird in der Mittagshitze geerntet und muss sofort – binnen 15 Minuten – in die Destillieranlage gebracht werden, damit das ätherische Öl sich nicht aus dem Pflanzenmaterial verflüchtigt. Die Herstellung eines hochwirksamen Pfefferminzöls ist eine uralte, längst vergessene Kunst, die heute wiederentdeckt wird.

Pfefferminzöl, das Erste-Hilfe-Öl in vielen Lebenslagen

Pfefferminzöl ist stark wie eine brüske Windböe, die einem unverhofft ins Gesicht bläst und einem unter Umständen den Atem nimmt. Das Öl ist sehr intensiv in seiner Wirkung, daher wird Pfefferminzöl nicht auf der Brust kleiner Kinder angewendet, dafür ist es viel zu stark! Für schnelle Kühlung bei großen Kindern und Erwachsenen sorgt es zuverlässig (z. B. bei Kopfschmerzen oder Hitzewallungen). Das Pfefferminzöl sagt aus: „*Mein Kopf ist klar. Ich bin hellwach.*“

- **Gedankenklarheit:** Pfefferminzöl klärt den Kopf, reinigt die Gedanken, vertreibt Müdigkeit und fördert bei anstrengender mentaler Leistung die Konzentration.
- **Gedächtnisleistung:** Es unterstützt das Gedächtnis, macht Gelerntes leichter abrufbar und ist deshalb ein besonderer Freund der Studierenden (wie auch das Zitronenöl).
- **Verdauung:** Pfefferminzöl unterstützt mit seiner reinigenden Wirkung die Verdauungsarbeit im Magen-Darm-Trakt und kann bei der Behandlung von Verdauungsproblemen wie Blähungen, Übelkeit, Völlegefühl und Magenkrämpfen hilfreich wirken.
- **Kühlung:** Es kühlt die heiße Stirn, wenn der Körper von Fieber geschüttelt wird, und verleiht wohltuende Kühle sowohl bei Sonnenhitze wie auch bei Hitzewallungen.
- **Erkältung:** Pfefferminzöl schafft Erleichterung beim Einatmen (verstopfte Nase), gemeinsam mit Eukalyptus und Teebaumöl. Daher wird es zur Inhalation verwendet, um die Atemwege zu öffnen und Erkältungssymptome zu lindern.
- **Nahrung:** Pfefferminzöl, in Wasser getrunken, ist besonders im Sommer ein begehrtes Erfrischungsgetränk für Jung und Alt.
- **Sport:** Pfefferminzöl ist bei sportlicher Anstrengung ein willkommener Weggefährte. Es kühlt die Stirn, schenkt überlasteten Muskeln eine kühle Abreibung und erfrischt mit 1 Tropfen auf der Zunge den Atem. Wenn die müden Gelenke nach einem anstrengenden Work-out schmerzen, ist Pfefferminzöl das Richtige!

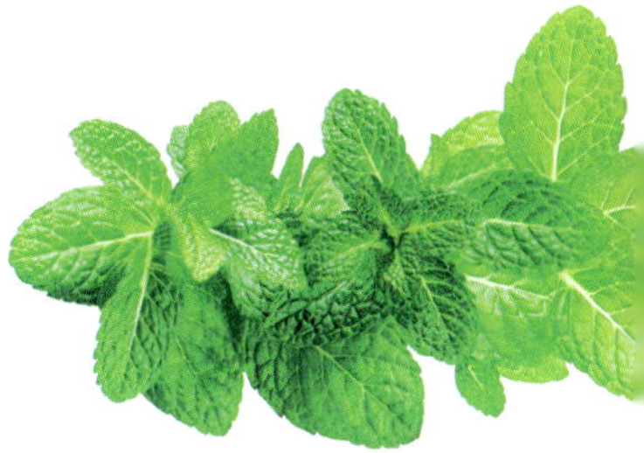

- **Verspannung:** Auch ein verspannter Nacken freut sich über die wohltuende Frische und lindernde Wirkung von Pfefferminzöl.
- **Müdigkeit:** Wenn man nachts müde im Auto unterwegs ist, macht das Pfefferminzöl, in den Nacken gerieben, hellwach!
- **Verstärkung:** Pfefferminzöl hat eine einzigartige Eigenschaft. Jedes andere ätherische Öl wird durch Pfefferminze in dessen Wirkung verstärkt! Wenn man ein ätherisches Öl aufträgt, kann man darüber noch Pfefferminzöl auftragen, um die Wirkung zu potenzieren!
- **Allergien:** Pfefferminze, Zitrone und Lavendel sind – zusammen angewendet – die erprobten Helfer bei Allergien!
- **Trauma:** Pfefferminzöl ist ein extrem hilfreiches Erste-Hilfe-Öl, das auch bei Schock und Traumata das Atmen erleichtert.

Pfefferminze, das uralte Hausmittel

Wie Pfefferminzöl einer Managerin, die an heftigen Migräne-Attacken litt, geholfen hat, liest du in meinem Buch *Duftmedizin – Ätherische Öle und ihre therapeutische Anwendung*. Sie wurde nicht nur ihre Kopfschmerzen für immer los, sondern erkannte auch die Ursache hinter ihrem Problem – all das mithilfe des Pfefferminzöls. Dieses uralte Hausmittel, das man schon vor 6.000 Jahren zu schätzen wusste, ist universell einsetzbar.

Weitere Anwendungen mit Pfefferminzöl

- Die Pfefferminzöl-Einreibung nach starker körperlicher Belastung ist wohltuend kühlend und beruhigend.
- Pfefferminzöl in den Nacken, auf Schläfen und Stirn gerieben, unterstützt bei Kopfschmerz, Müdigkeit und Schwindel.
- Es unterstützt die Gehirntätigkeit, indem es Sauerstoff in die Gehirnzellen bringt, die Gehirnleistung steigert, mentale Arbeit unterstützt und die Gedächtnisleistung steigert. Die Merkfähigkeit wird erhöht und das Abrufen des Gelernten wird nachweislich gesteigert.
- Pfefferminzöl in der Aromaküche ist ein vielfältig anwendbares Öl, das überall dort Verwendung findet, wo Pfefferminzgeschmack gefragt ist.
- Kühlende Sommergetränke mit 1 Tropfen Pfefferminzöl löschen den Durst und sind im Geschmack unvergesslich.
- Pfefferminze auf die Fußsohlen gerieben, unterstützt den Körper bei der Regulierung der Schweißabsonderung (Schweißfüße) und ist zudem ein Ganzkörper-Tonikum, wenn man etwa 5 Tropfen auf Fußsohlen und Füße reibt.
- Eine Pfefferminz-Sprühflasche gegen Insekten ist beliebt.

Therapeutische Rezepte mit ätherischem Pfefferminzöl

Ein Kopfschmerz-Roll-on

- 10 Tropfen ätherisches Pfefferminzöl
- 10 Tropfen ätherisches Lavendelöl
- ¼ Tasse süßes Mandelöl

Anwendung: Die Zutaten in ein Roll-on-Fläschchen füllen, verschließen und gut schütteln. Das Öl wird auf Schläfen und Nacken aufgetragen, um Kopfschmerzen zu lindern. Die Verwendung eines Roll-on-Fläschchens ist praktisch, besonders für unterwegs.

Eine Erkältungsinhalation

- 5 Tropfen ätherisches Pfefferminzöl
- Heißes Wasser

Anwendung: Wasser und das ätherische Öl in eine Schüssel geben, vermischen, ein Handtuch über den Kopf legen und den Dampf tief einatmen. Diese Anwendung öffnet die Atemwege und unterstützt bei der Linderung von Erkältungssymptomen.

Ein Badezusatz zur Entspannung der Muskeln

- 1 Tasse Epsom-Salz
- ¼ Tasse Backpulver oder Natron
- 10 Tropfen ätherisches Pfefferminzöl

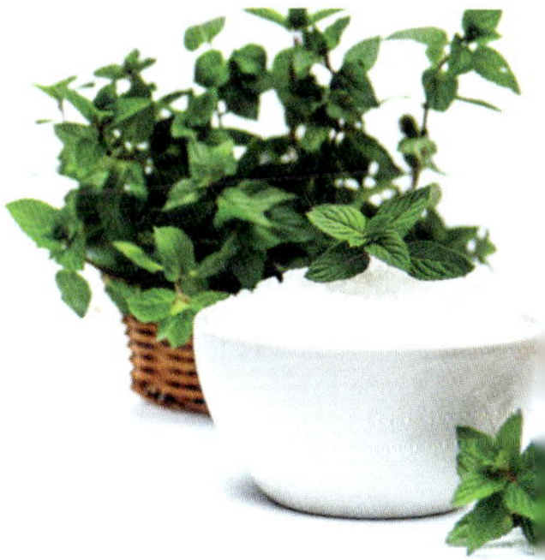

Anwendung: Zutaten in einer Schüssel mischen und die Mischung einem warmen Bad zusetzen. Die Badedauer beträgt mindestens 20 Minuten, um die Wirkung des Öls voll zu entfalten und die Muskeln zu entspannen.

Ein Verdauungstee

- 1 Tasse Tee oder Wasser
- 1 Tropfen ätherisches Pfefferminzöl

Anwendung: Man fügt 1 Tropfen ätherisches Pfefferminzöl einer Tasse Tee oder Wasser zu, rührt gut um und trinkt langsam, um Verdauungsprobleme zu lindern oder die Verdauung anzuregen.

Kulinarische Rezepte

Pfefferminz-Schokoladen-Trüffel

- 1 Tasse Schokoladenstücke
- ½ Tasse Sahne
- ½ TL Vanilleextrakt
- 2–3 Tropfen ätherisches Pfefferminzöl

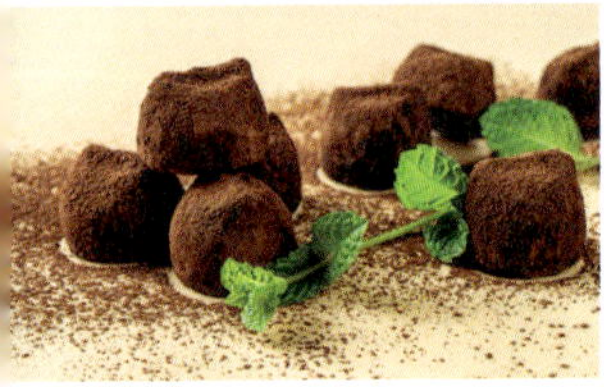

Zubereitung: Schokolade in einem Topf schmelzen, Sahne und Vanilleextrakt einrühren, bis die Mischung glatt ist. Etwas abkühlen lassen, das ätherische Pfefferminzöl unterrühren. Die Masse in kleine Kugeln formen und in Kakaopulver wälzen.

Pfefferminz-Eistee

- 4 Teebeutel schwarzer Tee
- 4 Tropfen ätherisches Pfefferminzöl

Zubereitung: Schwarzen Tee zubereiten und kalt stellen. Das ätherische Pfefferminzöl unterrühren und nach Vorliebe mit Eiswürfeln servieren.

Pfefferminz-Sirup

- 1 Tasse Wasser
- 1 Tasse Zucker (brauner Zucker, Xylitol oder Honig nach Wahl)
- 1–2 Tropfen ätherisches Pfefferminzöl

Zubereitung: Wasser und Zucker in einem Topf erhitzen, bis der Zucker vollständig aufgelöst ist. Die Mischung etwas abkühlen lassen, das ätherische Öl zufügen und gründlich umrühren. Den Sirup zum Würzen von Cocktails, Limonaden oder Desserts verwenden.

4 Weihrauchöl, der Alleskönner

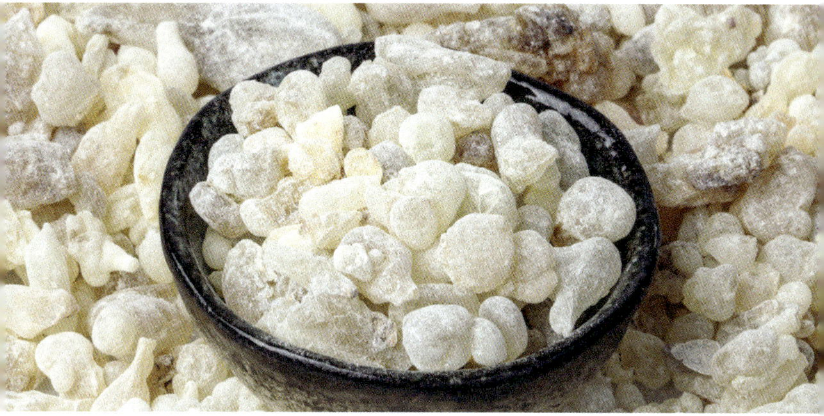

Weihrauchöl (*Boswellia carterii, Boswellia sacra* und andere) ist ein ätherisches Öl, das aus dem Harz des Boswellia-Baumes gewonnen und dampfdestilliert wird. Es hat einen warmen, erdigen Duft und wird oft zur Meditation und geistigen Anhebung verwendet. Sein balsamischer Duft bringt Körper, Gefühle und Verstand wieder ins Gleichgewicht und ist ein universeller Helfer in der Not.

Der knorrige Weihrauchbaum mit seiner charakteristischen rissigen Rinde wächst auf kargem, trockenem Boden und kann bis zu neun Meter hoch werden. Die Bäume werden nach uralter Tradition fachmännisch angeritzt, um das kostbare Harz zu ernten. Das daraus gewonnene Weihrauchöl mit seinen Urkräften schenkt dem Menschen selbst in schwersten Gesundheitskrisen körperliche Erleichterung.

Verwendung in der Volksmedizin

In der Volksmedizin wird Weihrauch seit Jahrtausenden für seine vielfältigen gesundheitlichen Vorteile genutzt. Das Weihrauchöl hat entzündungshemmende, antiseptische und beruhigende Eigenschaften und wird zur Linderung von Schmerzen, Entzündungen und Infektionen eingesetzt. Weihrauch wird auch zur Verbesserung der Verdauung und der Atemwegsgesundheit verwendet und kann bei der Unterstützung des Immunsystems helfen.

Weihrauch wird in religiösen Zeremonien verwendet. Es hat eine lange Tradition als Räucherwerk und wird in vielen Kulturen für seine meditative und entspannende Wirkung geschätzt. Schon im Altertum wurde das universelle Weihrauchöl für alles *„vom Schädelbruch bis zur gebrochenen Zehe"* verwendet.

Chemische Bestandteile

Weihrauchöl enthält 64–90% Monoterpene, die für seinen sanften Duft und die beruhigenden Eigenschaften verantwortlich sind. Dabei liefern *Boswellia carterii* und *Boswellia sacra* – der Heilige Weihrauch – die besten therapeutischen Ergebnisse. (Siehe dazu das Buch *Weihrauch, das älteste Heilmittel der Welt.*)

Weihrauchöl, Erste Hilfe von A–Z

- **Spirituelle Anhebung:** Weihrauch (*Boswellia carterii*) schenkt geistige Entspannung und spirituelle Anhebung. Man atmet den Duft des Weihrauchöls tief ein, wenn man seinen Geist anheben will, für Meditation und Tiefenentspannung.

- **Immunsystem:** Weihrauchöl unterstützt mit seiner Urkraft eindrucksvoll das Immunsystem, wirkt Entzündungen entgegen, unterstützt das Atmungssystem und fördert die Zellerneuerung und Geweberegeneration (Wundheilung).
- **Depression:** Das Öl richtet auf, verleiht Mut und Antriebskraft und schlägt trübe Gedanken in den Wind.
- **Schlaflosigkeit:** Weihrauchöl ist eine wertvolle Hilfe bei Schlaflosigkeit, Übermüdung, mentaler Erschöpfung und stressvollen Gedanken, die den Geist nicht zur Ruhe kommen lassen wollen. Es unterstützt die Tiefschlafphase und wirkt in die Traumwelten hinein, um uns zu inspirieren.
- **Gefühle und Gedanken** sind mittels des Transkriptase-Enzyms in die DNA eingebettet. Weihrauch hat die Fähigkeit, in die Zelle einzudringen, diese Gefühlsinformation zu entschlüsseln, wenn nötig negative Glaubenssätze umzuprogrammieren, die Neuprogrammierung in der RNA zu speichern und sie in der DNA zu kodieren. Deshalb ist es hilfreich, bei einem Transformationsprozess das Weihrauchöl tief einzuatmen und seine heilsamen Wirkstoffe zu riechen.
- **Schmerz:** Weihrauchöl beruhigt und lindert Schmerzen, und ist neben Balsamtanne und Wintergrün als *„das natürliche Cortison"* bekannt.
- **Stress:** Weihrauchöl wird aufgrund seiner beruhigenden Eigenschaften häufig zur Entspannung und für einen sanften Stressabbau verwendet. Der milde Duft unterstützt den Körper bei der Überwindung von Nervosität und Ängstlichkeit sowie Konzentrationsschwäche.

- **Hautpflege:** Weihrauchöl wird zur Hautpflege, bei Hautproblemen (Entzündungen, Juckreiz, Wunden) oder bei geschwollenen Augen verwendet.
- **Erdung:** Weihrauch ist ein erdendes Öl und wird gerne auch zur Fußmassage verwendet. Das Öl kann mit reinem Pflanzenöl oder pur auf die Fußsohlen aufgetragen werden. Von der Anwendung profitieren unter anderem das Immun- und Atmungssystem, sowie jede Einzelne der 100 Billionen Zellen in unserem Körper.
- **Krankheit:** Weihrauchöl unterstützt Körper und Geist bei jeder noch so ausweglosen Situation und gesundheitlichen Herausforderung.

Weihrauchöl, wertvoller als Gold!

Seit Tausenden von Jahren wird das Weihrauchöl in den Kulturen des Nahen Ostens geschätzt und wie ein Heiligtum gehütet. Die Weisen aus dem Morgenland brachten dem Christuskind ein wahrhaft königliches Geschenk: Gold, Weihrauch und Myrrhe. Bei „Gold" handelte es sich zu jener Zeit nicht um das wertvolle Metall, sondern um das heilsame Balsamöl, den Balsam von Gilead. Seine goldene Farbe brachte ihm die Bezeichnung *Gold* ein. Es waren also drei ätherische Öle, die damals als die wertvollsten Geschenke erachtet wurden! Und für Kenner ätherischer Öle sind sie es auch heute noch!

Mit diesem heiligen Salböl wurden Könige in ihr Amt eingesetzt. Die Heiler der Antike verwendeten Weihrauchöl, um die Kranken zu salben. Die uralte Heilergeste, wie sie heute noch auf alten Ikonen zu sehen ist, stammt daher, dass man mit Zeige- und Mittelfinger der rechten Hand das Öl in der linken Handfläche mit dreimaliger Rechtsdrehung aktivierte und damit die Kranken salbte und heilte.

In jüngerer Zeit ist Weihrauch Gegenstand umfangreicher wissenschaftlicher Studien und Forschungsarbeiten auf dem Gebiet der Krebsforschung geworden. (*pubmed.gov*)

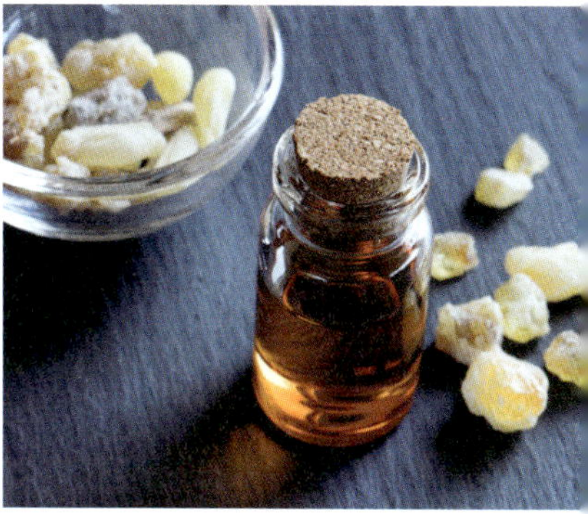

Das Pflanzenmaterial für hochwertige ätherische Öle kommt normalerweise entweder aus biologischem Anbau oder von wild wachsenden Pflanzen. Weihrauchbäume aus Wüstengebieten wachsen auf jeden Fall auf jahrhundertealten Wüstenböden, die noch nie chemisch verunreinigt wurden. Bei niederem Druck und niederer Temperatur wird das Pflanzenmaterial mit Dampf in eigens dafür konstruierten Edelstahlbehältern destilliert.

Wer Unterstützung für sein Immunsystem, Lymphsystem und seine Haut sucht, oder die Reinigungsfunktion der Zellen und deren Verjüngung anregen mag, oder nach einem Mittel für seine Gesundheit im Allgemeinen sucht, greift zu Weihrauchöl, denn es gilt als universelles Öl, das schon in uralten Zeiten „*Heilung von Kopf bis Fuß*" garantierte. Das Buch *Weihrauch, das älteste Heilmittel der Welt* erzählt auf vielen spannenden Seiten von dem Öl, das seit jeher als heilig verehrt wurde, weil es wunderbare Kräfte besitzt.

Therapeutische Rezepte mit ätherischem Weihrauchöl

Eine schmerzstillende Ölmischung

- 30 Tropfen Balsamtanne
- 10 Tropfen Immortelle
- 5 Tropfen Pfefferminze
- 5 Tropfen Weihrauch
- 1 Tropfen Oregano

Anwendung: Von dieser ätherischen Ölmischung nimmt man 3 Tropfen und trägt sie auf Schmerzstellen (Knochen und Gelenke, blaue Flecke) auf. Diese fünf Einzelöle spielen meisterhaft zusammen, so wie die einzelnen Instrumente in einem Orchester ein musikalisches Kunstwerk vollbringen. (Quelle: *Duftmedizin – Ätherische Öle und ihre therapeutische Anwendung*) Aber auch wenn man nur ein, zwei oder drei dieser Öle anwendet, erzielt man Erfolg!

Ein entzündungshemmendes Massageöl

- ¼ Tasse süßes Mandelöl
- 10 Tropfen ätherisches Weihrauchöl
- 10 Tropfen ätherisches Lavendelöl

Anwendung: Alle Zutaten vermischen und die Ölmischung zur Massage verwenden, um Schmerzen und Entzündungen zu lindern.

Ein beruhigender Diffuser-Mix

- 5 Tropfen ätherisches Weihrauchöl
- 5 Tropfen ätherisches Zedernholzöl (optional)

Anwendung: Man fügt die Mischung einem Aroma-Diffuser bei, um eine entspannende Atmosphäre zu schaffen und Stress abzubauen. Alternativ kann man natürlich direkt aus dem Fläschchen riechen, einen Tropfen in den Händen verreiben und den Duft aus den Händen tief einatmen, oder mithilfe eines Roll-on-Stifts das Öl auf Stirn, Schläfen, Nacken oder die Pulsstellen auftragen und einreiben.

Ein entspannender Badezusatz

- 1 Tasse Epsom-Salz
- ¼ Tasse Backpulver
- 5–10 Tropfen ätherisches Weihrauchöl

Anwendung: Zutaten in einer Schüssel vermischen und die Mischung in ein warmes Bad geben. Die Badezeit sollte mindestens 20 Minuten dauern, um zu entspannen und Stress abzubauen.

Ein stimmungsaufhellendes Massageöl

- ¼ Tasse Traubenkernöl
- 10 Tropfen ätherisches Weihrauchöl
- 5 Tropfen ätherisches Grapefruitöl (optional)

Anwendung: Zutaten in einer Schüssel mischen und die Ölmischung zur Massage verwenden, um die Stimmung zu verbessern und den Körper zu entspannen.

Kulinarische Rezepte

Weihrauchöl wird nicht in der Küche verwendet, da es in Europa bislang noch nicht zum Verzehr zugelassen ist. Befindet man sich in Nordamerika oder in den Ländern des Ostens, wird Weihrauchöl mit großem Erfolg für eine Vielzahl von gesundheitsfördernden Maßnahmen verwendet, vom Weihrauch-Kaugummi für schneeweiße Zähne bis zu köstlichen Speisen und Getränken.

5 Copaiba, das milde aber starke Öl gegen Entzündungen

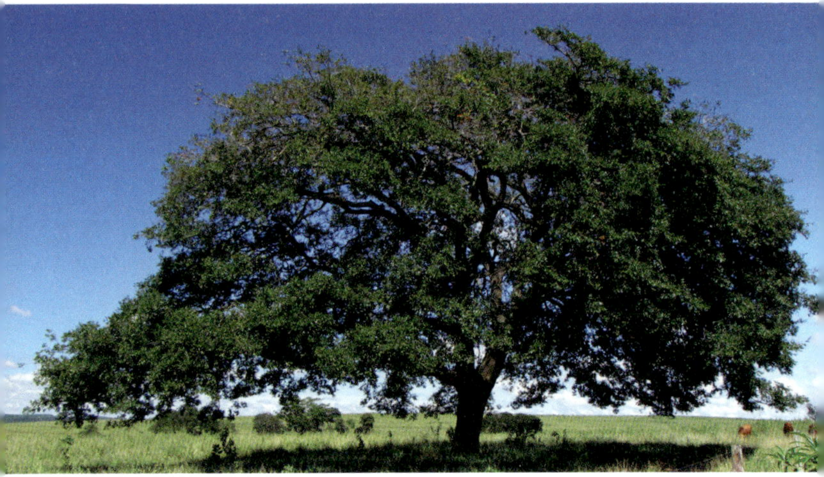

Copaiba (*Copaifera reticulata*) ist ein Baum, der in den tropischen Regenwäldern Südamerikas heimisch ist und zur Familie der Hülsenfrüchte (*Fabaceae* oder *Leguminosae*) gehört. Das ätherische Öl wird aus dem Harz des Copaibabaumes durch Dampfdestillation gewonnen. Die Bäume können bis zu 30 Meter hoch werden und produzieren eine klebrige, ölige Substanz, die Copaiba-Balsam genannt wird. Copaibaöl hat einen warmen, erdigen Duft und ist sanft zur Haut. Tief im Herzen des tropischen Regenwaldes beheimatet und von der Zivilisation unberührt, entfaltet das Copaibaöl die Lebenskräfte der Urwälder, die mit feuriger Stärke Entzündungen entgegentreten. Interessanterweise ist dieses entzündungshemmende Öl mit seinem exotischen Duft kräftig und mild zugleich – es hat eine samtweiche Struktur und ist wohltuend anzuwenden.

Verwendung in der Volksmedizin

Seit Jahrhunderten wird der Copaiba-Balsam (Harz) in der Volksmedizin zur Linderung von Schmerzen und Entzündungen im Körper eingesetzt. Es kommt bei Gelenkschmerzen, Muskelverspannungen, Kopf- und Zahnschmerzen zum Einsatz. Copaiba-Balsam wird bei der Urbevölkerung auch zur Verbesserung der Verdauung und zur Linderung von Magenbeschwerden sowie zur Unterstützung des Immunsystems eingesetzt und kann dazu beitragen, Infektionen und Krankheiten abzuwehren. Als wertvoller Bestandteil wird Copaiba-Balsam in Kosmetikprodukten und Parfums verwendet.

Chemische Bestandteile

Die Hauptbestandteile des Copaibaöls sind 70–85% Sesquiterpene. Sie verleihen dem Öl entzündungshemmende, antimikrobielle und schmerzlindernde Eigenschaften.

Copaiba, der stärkste Entzündungshemmer

- **Entzündungen:** Copaiba ist das stärkste entzündungshemmende ätherische Öl, das wir kennen. Es ist zugleich ein liebliches ätherisches Öl, das den Körper bei Entzündungen mit seinem samtweichen Duft und seiner feurigen Wirkkraft mächtig unterstützt.
- **Körpersysteme:** Copaibaöl unterstützt den Körper nachhaltig systemisch: Immun- und Nervensystem, Blutkreislauf und Lungen- sowie Nierensystem, dabei hilft es bei der Ab-

wehr von Infektionen. Es löst den Schleim und schützt den Magen vor Geschwüren.

- **Schmerzen:** Copaibaöl unterstützt das Muskelsystem bei Schmerzen und Schwellungen und lindert schmerzende Gelenke und Muskelkater. Es hilft dem Körper mit seinen nervenunterstützenden, wundheilenden und schmerzstillenden Wirkkräften. Besonders dankbar findet das milde Copaibaöl bei Zahnschmerz (auch z. B. beim Zahnen oder bei Zahnfleischentzündungen) Anwendung.
- **Emotionen:** Copaiba ist ein ätherisches Öl, das bei Ängsten Gedanken und Emotionen in Balance bringt sowie Harmonie wiederherstellen kann.
- **Keime:** Als antibakterielles und antiseptisches Öl unterstützt Copaiba den Körper bei der Abwehr von Bakterien und schädlichen Keimen. Es lindert Halsschmerzen und unterstützt die Atmung.
- **Nahrung:** Sehr wirksam und direkt wirkt das Copaibaöl (als Nahrungsergänzung gekennzeichnet), wenn man einen Tropfen unter die Zunge nimmt oder auf die Innenseite der Wange reibt. Auf den Bauch gerieben stimuliert Copaibaöl die Verdauung und lindert gelegentliche Verdauungsbeschwerden.
- **Nerven:** Das ätherische Öl vom Harz des Copaibabaums unterstützt die Nervenregeneration und beruhigt in Stress- und Angstsituationen. Es wird eingeatmet oder eingerieben.
- **Haut:** Bei Hautproblemen und -erkrankungen, besonders in Verbindung mit Entzündungen, ist Copaibaöl ein beliebtes Öl. Es sorgt für eine klare, glatte Haut und reduziert Hautunreinheiten.

Brustschmerzen und die „Morphium Bombe"

Eine Geschichte aus dem Buch *Schmerzen – Mit Duftmedizin auf sanfte Weise lindern* (siehe Anhang) erzählt Jakob:

„Seit fünf Jahren litt ich unter sehr starken Brustschmerzen und nicht einmal dachte ich verängstigt, ich hätte einen Herzinfarkt! Die Ärzte haben viele Tests gemacht und mir Nitroglycerin gegen die Schmerzen gegeben. Als es eines Tages wieder unerträglich wurde, brachte mich meine besorgte Frau Karin in die Notaufnahme. Trotz neuerlicher weitreichender Tests, die alle negativ zurückkamen, hatte ich dieses schmerzhafte, beklemmende Gefühl in der Brust. Auf einer Skala von 1 bis 10 lag das Schmerzniveau konstant bei etwa 8. Die Ärzte versuchten auf verschiedene Weise die Schmerzen zu lindern, aber das einzige, was wirklich half, war Morphium.

Bei meinem letzten Krankenhausaufenthalt wurde Costochondritis, das sind entzündliche Muskel-Skelett-Schmerzen, diagnostiziert. Nach neun Tagen Krankenhausaufenthalt wurde ich wieder mit Medikamenten entlassen, die nicht wirkten. Ich konnte nicht schlafen und wir waren verzweifelt.

Da hörte Karin durch eine Freundin von einem speziellen Rezept, das helfen könnte, die Schmerzen zu lindern. Sie nannten das Mittel *‚Morphium Bombe'*. Zu unserem Erstaunen bestand es aus ‚ätherischen Ölen' in einer Kapsel!

- 5 Tropfen ätherisches Weihrauchöl
- 5 Tropfen ätherisches Copaibaöl
- 5 Tropfen ätherisches Balsamtannenöl

Ich nahm 1 Stunde lang alle 15 Minuten 1 Kapsel ein. Die Schmerzen ließen nach und ich spürte innerhalb kurzer Zeit den ersten Hoffnungsschimmer auf Linderung aufkeimen. Meine Frau gab mir ein paar Stunden später eine weitere Kapsel. Der Schmerz nahm weiter auf ein Niveau von 1 bis 2 ab und blieb dort einige Tage, ohne sich zu verschlimmern.

Karin gab mir am nächsten Tag zwei weitere Kapseln im Abstand von etwa vier bis sechs Stunden. Nach nur zwei Tagen Einnahme pendelte sich der Schmerz auf dem niedrigen Niveau von etwa 1,5 konstant ein, bis der Schmerz schließlich ganz ausblieb. ‚Bombe' ist ein angemessener Name für dieses Wundermittel, weil diese Ölmischung die Schmerzen verringerte, ohne dass irgendwelche gefährlichen Chemikalien in meinen Körper gelangten. Seither bin ich schmerzfrei."

Therapeutische Rezepte mit ätherischem Copaibaöl

Eine schmerzstillende Ölmischung

- 10 Tropfen ätherisches Balsamtannenöl
- 10 Tropfen ätherisches Immortellenöl
- 5 Tropfen ätherisches Pfefferminzöl
- 5 Tropfen ätherisches Weihrauchöl
- 1 Tropfen ätherisches Oreganoöl

Anwendung: Bei blauen Flecken oder Schmerzen in Knochen und Gelenken wirkt eine Einreibung mit dieser schmerzstillenden Ölmischung wohltuend.

Eine Ölmischung für erholsamen Schlaf

- 3 Tropfen ätherisches Weihrauchöl
- 3 Tropfen ätherisches Sandelholzöl (optional)
- 3 Tropfen ätherisches Copaibaöl

Anwendung: Diese Ölmischung wird je nach Verträglichkeit (siehe *Richtlinien zur sicheren Anwendung ätherischer Öle* im Anhang) verdünnt oder unverdünnt auf Stirn, Schläfen und Nacken und/oder auf das Herz und die Fußsohlen aufgetragen sowie einmassiert. Der Rest des duftenden Öls von den Händen wird tief eingeatmet, um Ruhe und Frieden in den stressvollen Alltag zu bringen und um sich auf die Nachtruhe einzustimmen. (Quelle: *Duftmedizin – Das Praxisbuch, Krankheiten von A bis Z mit ätherischen Ölen behandeln*)

Copaiba zur Mundpflege

Copaibaöl wird gerne als Mundwasser oder zum Zähneputzen genommen, weil es mild und trotzdem stark ist.

- 3 Tropfen ätherisches Copaibaöl
- 1 Glas Wasser

Anwendung: Zutaten mischen und als antiseptische Mundspülung verwenden. Zum Zähneputzen kann 1 Tropfen auf die Zahnbürste gegeben werden. Um das Zahnfleisch zu behandeln, reibt man 1 Tropfen mit dem Finger auf die gewünschte Stelle.

Ein schmerzlinderndes Massageöl

- ¼ Tasse Jojobaöl
- 10 Tropfen ätherisches Copaibaöl
- 5 Tropfen ätherisches Lavendelöl

Anwendung: Zutaten mischen und zur Massage verwenden, um Schmerzen und Entzündungen zu lindern.

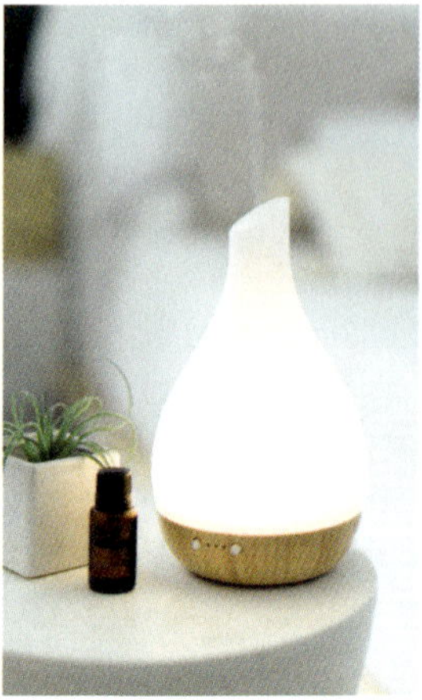

Ein beruhigender Diffuser-Mix

- 5 Tropfen ätherisches Copaibaöl
- 5 Tropfen ätherisches Zedernholzöl (optional)

Anwendung: Einem Aroma-Diffuser das ätherische Öl beifügen, um eine entspannende Atmosphäre zu schaffen und Stress abzubauen.

Ein entzündungshemmender Badezusatz

- 1 Tasse Meersalz
- ¼ Tasse Backpulver, Natron oder Basenpulver
- 5–10 Tropfen ätherisches Copaibaöl

Anwendung: Zutaten in einer Schüssel gut vermischen und dem warmen Badewasser zusetzen. Die Badedauer sollte mindestens 20 Minuten währen, um Entzündungen zu lindern und den Körper zu beruhigen.

Kulinarische Rezepte

Copaibaöl wird in Europa nicht in der Küche verwendet, da es hierzulande nicht zum Verzehr zugelassen ist. In anderen Ländern (Nordamerika und im Osten) ist das Copaibaöl eine begehrte Beigabe zu Getränken und Speisen.

6 Das Balsamtannenöl, ein beruhigendes Schmerzöl

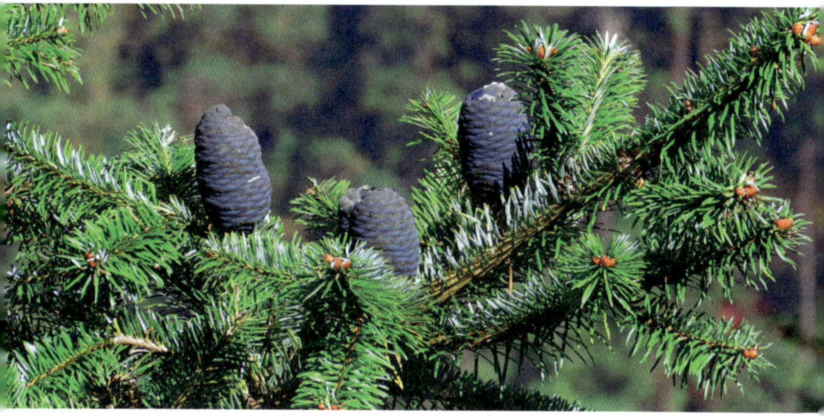

Das Balsamtannenöl (*Abies balsamea*), ein Kieferngewächs mit seinem erfrischenden und belebenden Waldduft, wirkt zutiefst beruhigend und erdend auf Gemüt und Gedanken. In der tiefsten Winterzeit geerntet, wo der Balsambaum sein bestes ätherisches Öl entfaltet, wird das Balsamtannenöl kunstvoll aus Nadeln und Zweigen destilliert. Sein frischer, holziger Duft und seine beruhigenden Eigenschaften sind in der Schmerztherapie beliebt.

Verwendung in der Volksmedizin

In der Volksmedizin werden Nadeln und Zapfen von der Tanne seit Jahrhunderten für ihre gesundheitlichen Vorteile geschätzt und zu schmerzlindernden, wohlriechenden Tinkturen angesetzt. Tannennadeln enthalten viele wertvolle Nährstoffe wie Vitamin C und E sowie eine Vielzahl von Antioxidantien.

Chemische Bestandteile

Balsamtannenöl enthält zu 75–90% Monoterpene und verleiht dem Öl seine besonders schmerzlindernden und schleimlösenden Eigenschaften.

Die Balsamtanne gehört neben Weihrauch und Wintergrün zu den ätherischen Ölen, die bei Aromaexperten als *„das natürliche Cortison"* bekannt sind. Doch viel bekannter ist uns wohl das Balsamtannenöl vom vertrauten Duft des *Weihnachtsbaums*!

Balsamtannenöl: Ein beruhigender Nadelwaldduft

- **Der Weihnachtsduft:** Um eine weihnachtliche Stimmung nach Hause zu holen, wird das Balsamöl gerne im Aroma-Diffuser vernebelt. Besonders Kinder profitieren davon, denn sie werden zeitlebens an das *Weihnachten ihrer Kindheit* denken. Düfte prägen sich dem Herzen ein. Sie sind unvergesslich.
- **Massage:** Die Balsamtanne wird für Massagen verwendet, wenn Nerven sich beruhigen und Gedanken Ruhe finden sollen. Das Balsamtannenöl wirkt tiefenentspannend und unterstützt sowohl bei Stress als auch bei körperlicher oder geistiger Erschöpfung und Ermüdung. Es schenkt emotionale Balance. Sein Duft hat eine besonders heilende Wirkung auf das Gemüt.
- **Muskeln und Gelenke:** Das schmerzlindernde, entkrampfende und beruhigende Öl lindert Muskelverspannungen,

besonders nach körperlicher Anstrengung. Seine entzündungshemmenden, antimikrobiellen und schmerzlindernden Eigenschaften sind wohltuend bei Gelenkschmerzen sowie Verspannungen im Kopfbereich (Kopfschmerzen).

- **Entzündungen:** Die Balsamtanne hat stark entzündungshemmende Eigenschaften. (Infektionen der Atemwege, Erkältungen, Grippe, Arthritis, Rheumatismus, Knochenschmerzen etc.) Es kann auch bei der Linderung von Atemwegsproblemen (Husten, Bronchitis) helfen sowie das Immunsystem stärken und den Körper vor Infektionen schützen.
- **Schmerzen:** Plagen dich Schmerzen körperlicher, emotionaler oder geistiger Natur, greife zum Balsamtannenöl! Der betörende Duft der Tannenwälder heilt auf einzigartige Weise. Ob es nun eine Wunde ist, die man mit diesem Öl beruhigt, oder Gelenks- und Kreuzschmerzen, oder ob man einen seelischen Schmerz mit dem anhebenden Tannenduft zu transformieren versucht, dieses Öl ist ein treuer Begleiter.
- **Schutz:** Bei Schlafproblemen, Übermüdung, schweren Träumen oder Ängsten sowie bei Nervenschwäche bietet das Balsamtannenöl einen milden, doch starken Schutz.

Therapeutische Rezepte mit ätherischem Balsamtannenöl

Ein Atemzug zur Stressreduzierung

Willst du vom Alltagsstress abschalten und in die Ruhe kommen, ist ein tiefer Atemzug aus dem Fläschchen hilfreich. Auch der Aroma-Diffuser kann eine entspannende Raumatmosphäre zaubern. Der balsamig weiche, besänftigende

Duft entführt dich in den immergrünen Tannenwald, der seine Äste schützend und heilend über das hektische Leben breitet und einen ruhevollen Lebensraum schafft.

Eine beruhigende Ölmischung

- 4 Tropfen ätherisches Balsamtannenöl
- 4 Tropfen ätherisches Zitronenöl
- 4 Tropfen ätherisches Weihrauchöl
- 1 Esslöffel reines Pflanzenöl

Anwendung: Das Massageöl zur Beruhigung auf das Herz und die Fußsohlen reiben. Eine Verdünnung mit reinem Pflanzenöl ist je nach Verträglichkeit angeraten. Auch wird der Duft der Ölmischung von den Händen tief eingeatmet.

Ein schmerzlinderndes Bad

- 3 Tropfen ätherisches Balsamtannenöl
- 3 Tropfen ätherisches Weihrauchöl
- 1 Tropfen ätherisches Pfefferminzöl
- 3 Teelöffel Salz

Anwendung: In ein verschließbares Glas füllt man Salz und die ätherischen Öle und schüttelt kräftig, bevor man die Mischung dem Badewasser zusetzt. Das Salz dient als Emulgator für die Öle, denn Wasser und Öl mischen sich nicht.

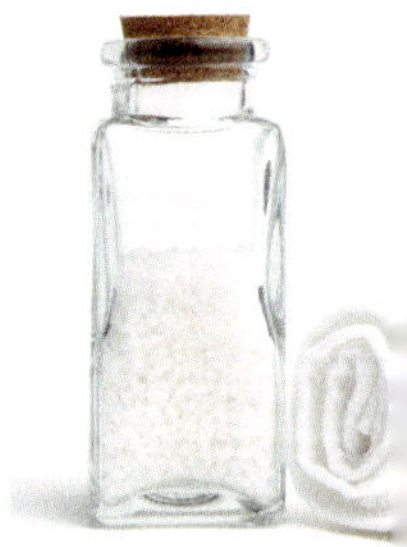

Balsamtannenöl und Arthritisschmerzen

- 2–4 Tropfen ätherisches Balsamtannenöl
- 2–4 Tropfen reines Pflanzenöl (Massageöl)

Anwendung: Das Balsamtannenöl mit reinem Pflanzenöl vermischen, auf die Schmerzstelle sowie die Fußsohlen auftragen und einreiben. Das Balsamtannenöl wirkt zutiefst beruhigend und lindert Schmerzen.

Ein schmerzlinderndes Massageöl

- ¼ Tasse Traubenkernöl
- 10 Tropfen ätherisches Balsamtannenöl
- 5 Tropfen ätherisches Pfefferminzöl

Anwendung: Zutaten mischen und die Ölmischung zur Massage verwenden, um Schmerzen und Entzündungen zu lindern.

Eine Diffuser-Ölmischung zum Öffnen der Atemwege

- 5 Tropfen ätherisches Balsamtannenöl
- 5 Tropfen ätherisches Eukalyptusöl

Anwendung: Die ätherischen Öle dem Aroma-Diffuser beifügen und im Raum vernebeln, um die Atemwege zu öffnen und die Stimmung zu verbessern.

Eine schmerzlindernde Salbe

- ½ Tasse Kokosöl
- 10 Tropfen ätherisches Balsamtannenöl
- 5 Tropfen ätherisches Rosmarinöl (optional)

Anwendung: Zutaten mischen und die Salbe auf die schmerzende Stelle auftragen, um Schmerzen und Entzündungen zu lindern.

Kulinarische Rezepte

Balsamtannenöl wird nicht in der Küche verwendet, da es hierzulande nicht zum Verzehr zugelassen ist.

Das Nelken- und Zimtöl, der starke Rundumschutz

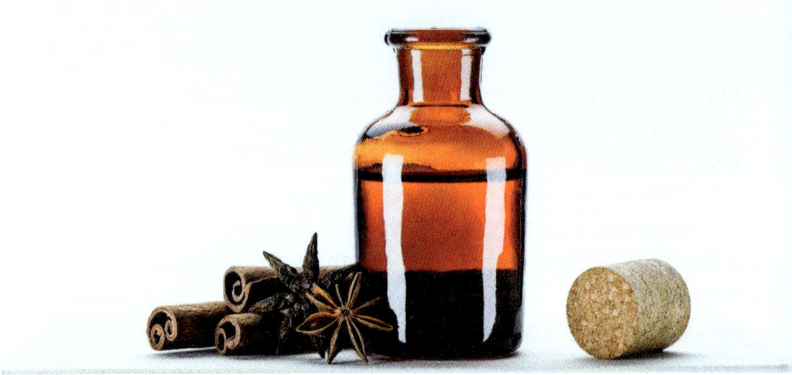

Zwei der kräftigsten ätherischen Öle in unserer Hausapotheke sind Gewürznelke und Zimt. Sie haben die mächtigste antioxidative Kraft und nehmen es selbst mit den stärksten Krankheitskeimen auf!

Wer hätte gedacht, dass eine geballte Kraft in diesen lieblich duftenden Gewürzen verborgen ist! Man kennt Nelke und Zimt in der Küche. Erinnerungen an Omas Backstube werden vielleicht wach. Doch die ätherischen Öle dieser beliebten Küchengewürze haben eine beeindruckende Kraft!

Das Öl für Pfleger und Krankenschwestern

Auch in der Gewürzküche entfalten Nelke und Zimt ihre enormen Kräfte. Doch in der Form ätherischer Öle gehören die beiden Gewürze (neben Oregano) zu den stärksten, das heißt, kräftigsten Ölen, die wir kennen. Diese Kraft wird in der Krankenpflege als Schutz gegen Pathogene eingesetzt.

Zimt und Nelke, das natürliche Desinfektionsmittel

Die antimikrobielle Kraft von Gewürznelke und Zimt war schon im Mittelalter bei Gewürzhändlern wohlbekannt. Eine Überlieferung erzählt, dass Pesträuber (es waren Gewürzhändler, wie sich später herausstellte) sich mit diesen und anderen Essenzen vor der Ansteckung mit der Pestilenz erfolgreich geschützt hatten. Sie stellten eine Mischung aus Nelke (*Syzygium aromaticum*), Zimt (*Cinnamomum verum*), Rosmarin (*Rosmarinus officinalis*), Zitrone (*Citrus limon*) und *Eucalyptus radiata* her – „Den 4-Diebe-Essig". Diese Kraftmischung bietet einen Rundumschutz für alle Lebenslagen – selbst in Pandemien wie der Pest!

Die große europäische Pandemie – die Schwarze Pest

Eine Geschichte aus dem Buch „*Duftmedizin – Ätherische Öle und ihre therapeutische Anwendung*" erzählt von jenen verhängnisvollen Zeiten:

> Die Vergangenheit hat uns immer wieder die verheerenden Folgen todbringender Pandemien drastisch vor Augen geführt. Erinnern wir uns nur an die „Schwarze Pest" im Mittelalter, die als „Schwarzer Tod" und „die große europäische Pandemie" von 1347 bis 1353 in die Geschichte einging. Ein Drittel der Bevölkerung Europas, etwa 25 Millionen Menschen, wurden innerhalb von nur sechs Jahren erbarmungslos dahingerafft.
> Man schrieb das Jahr 1720, als die Pest in Marseille wütete.

Man stand mit Schrecken und schier ohnmächtig einer „Naturgewalt" gegenüber, der man scheinbar nicht entrinnen konnte ...

Die von Gottes Zorn – so dachte man damals – heimgesuchten Menschen, schafften ihre Pesttoten aus dem Haus vor die Tür, um sich selbst vor Ansteckung zu schützen. Man mied seine Nachbarn. Die noch Überlebenden saßen hoffnungslos in den abgedunkelten Räumen und harrten des nahenden Todes, vor dem es wohl kein Entrinnen gab. Vom Neugeborenen bis zum Greis, kein Leben wurde verschont. Die ansteckenden Keime kannten kein Erbarmen ...

Eine unerwartete Lösung stoppt den „Schwarzen Tod"

Und weißt du, wie diese lebensbedrohliche Epidemie des 18. Jahrhunderts endlich ein Ende fand?

Es hatte sich herumgesprochen, dass vier Diebe von Haus zu Haus schlichen, um die Sterbenden und Toten zu berauben. Das Unglaubliche daran war, dass diese dreisten Gesellen nicht krank wurden. Sie schienen immun gegen die tödliche Pest zu sein.

„Wie ist das möglich", fragten sich die Stadtväter. Aus Furcht vor der Ansteckungsgefahr fand sich niemand, der den Dieben das Handwerk legen wollte. So blieben sie lange Zeit unerkannt, denn sie trugen seltsam anmutende Gesichtsmasken, die vor Nase und Mund einen Fortsatz hatten, der einem langen Schnabel ähnelte.

Später erfuhr man, dass in diesem Fortsatz wohlriechende Gewürzöle aus Zimt, Gewürznelke, Rosmarin und Zitronenschalen waren – ätherische Öle, welche die klugen Diebe beim Einatmen vor den Keimen der heimtückischen Pestilenz erfolgreich schützten.

Einmal gestellt und in Gewahrsam genommen, gestanden die Pesträuber schließlich ihr Geheimrezept, um eine mildere Strafe zu erhalten. Jener Tag sollte eine einschneidende Wende in das Zeitengeschehen der Menschheit bringen. Denn der Tag der Enthüllung setzte der todbringenden Pestilenz ein jähes und abruptes Ende.
Man schlug die lebensrettende Information an die Kirchentore der Städte an. Die Menschen lasen, wandten selbst dieses Gegenmittel an – Zimt, Gewürznelke, Rosmarin und Zitrone – den berühmten „Marseille Vier-Diebe-Essig". Sie reinigten sich und ihre Umgebung damit, und die Gefahr des Todes durch allgegenwärtige Pestkeime war gebannt!

Die unentbehrliche „Vier-Diebe-Ölmischung", die in keiner Hausapotheke fehlen sollte!

Man stellt eine Kraftmischung aus Nelke, Zimt, Rosmarin, Zitrone und *Eucalyptus radiata* zusammen, um einen Rundumschutz für alle Lebenslagen zur Hand zu haben. Was vier Diebe vor Jahrhunderten wussten, das können auch wir uns zunutze machen.

Diese Mischung unterstützt folgende Körpersysteme:

- Atemwege
- Darm und Verdauung
- Gehirn
- Gelenke und Wirbelsäule
- Herz, Kreislauf und Blutgefäße
- Immunsystem
- Leber und mehr

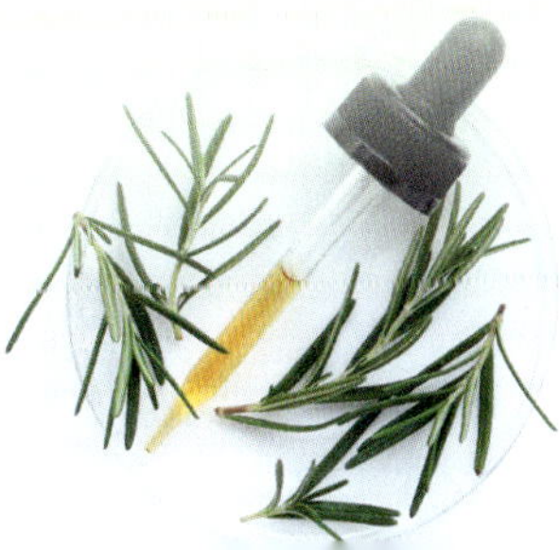

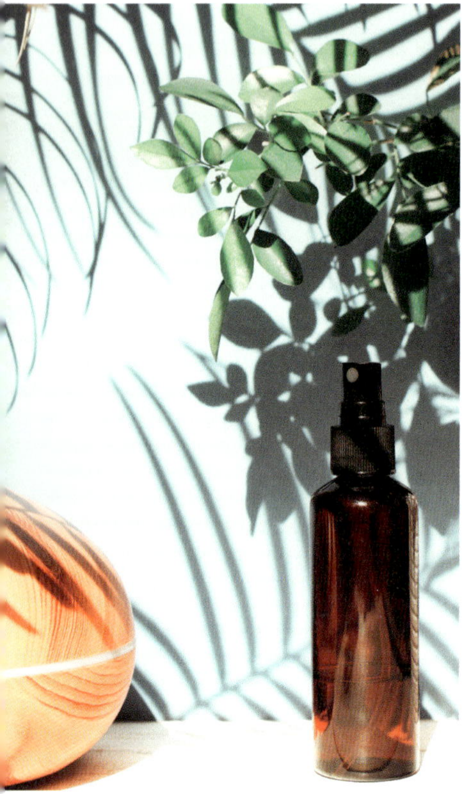

Man vernebelt das Öl zur Desinfektion im Aroma-Diffuser, um die Raumluft von Krankheitserregern zu reinigen. Es hilft auch eine Sprühflasche mit Wasser und einigen Tropfen dieser antimikrobiellen Ölmischung, um die Raumluft zu desinfizieren. Gegen dieses Desinfektionsspray können Infektionskeime nicht immun werden (im Gegensatz zu Antibiotika).

Für ein gesundes Hand-Desinfektionsmittel reibt man die Hände mit einer Mischung aus Aloe Vera und dieser Ölmischung ein.

Die einzelnen Komponenten dieser Ölmischung sind auch in Nahrungsmittelqualität erhältlich (was auf dem Etikett vermerkt sein muss). Daher kann man es in ein Getränk, in Apfelkompott, Apfelstrudel oder andere Speisen einrühren.

7 Das „heiße" Gewürznelkenöl

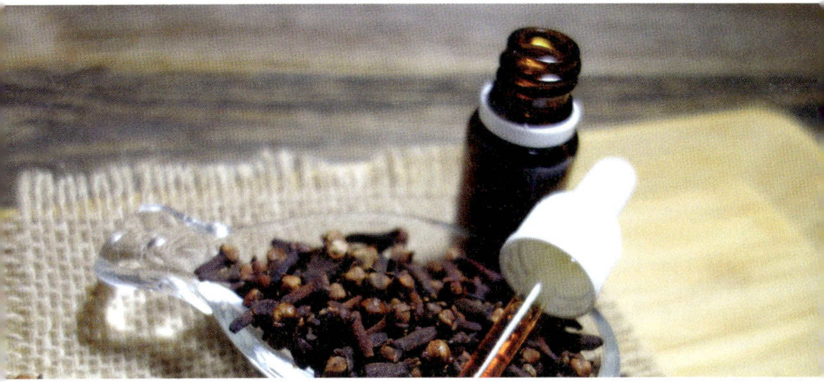

Gewürznelkenöl ist ein ätherisches Öl, das aus den getrockneten Blütenknospen des Gewürznelkenbaums (*Syzygium aromaticum*) gewonnen wird. Die Herstellung erfolgt durch Dampfdestillation des Pflanzenmaterials. Der Gewürznelkenbaum gehört zur Familie der Myrtengewächse und ist in den tropischen Regionen Asiens und Afrikas heimisch. Das Nelkenöl duftet süß, würzig und erdend. Der Duft schenkt Kraft und Stärke und stärkt die Nerven, wenn wir erschöpft und müde sind. Wegen seiner starken Wirkung wird das Gewürznelkenöl auch als „heißes" Öl bezeichnet, das stets in ausreichender Verdünnung angewendet werden sollte.

Verwendung in der Volksmedizin

In der Volksmedizin wird die Gewürznelke seit Jahrhunderten für ihre zahlreichen gesundheitlichen Vorteile geschätzt. Sie enthält viele wertvolle Nährstoffe wie Vitamin C, Vitamin K und Ballaststoffe sowie eine Vielzahl von Antioxidantien. Gewürznelkenöl hat entzündungshemmende, antimikrobielle und schmerzlindernde Eigenschaften und wird entsprechend zur Linderung von Schmerzen und Entzündungen im Körper eingesetzt. Nelkenöl ist wohl das älteste Anästhetikum und in der Zahnheilkunde wohlbekannt. Es war und ist ein Öl für Mut und Schutz.

Chemische Bestandteile

Gewürznelkenöl enthält 70–85% Phenole als Hauptbestandteile. Das Öl hat eine stark antimikrobielle, entzündungshemmende und schmerzlindernde Wirkung.

Das scharfe Öl gegen Krankheitskeime

- **Schmerzen:** Als Anästhetikum wirkt das Gewürznelkenöl bei vielerlei Schmerzzuständen lindernd, z. B. bei Gelenkschmerzen und Muskelverspannungen, Kopf- oder Zahnschmerzen.
- **Entzündungen:** Gewürznelkenöl wird aufgrund seiner antimikrobiellen und entzündungshemmenden Eigenschaften gerne zur Behandlung von Infektionen und Entzündungen eingesetzt wie etwa bei Erkältung und Grippe.
- **Mundgesundheit:** Das Öl lindert Zahnprobleme und tritt Mundgeruch entgegen. Zahnpasten und Mundwässer, die reines Gewürznelkenöl beinhalten, sind hilfreich.
- **Verdauung:** Als Verdauungshilfe bei Blähungen, Übelkeit, Erbrechen und Magenkrämpfen gilt dieses Öl als höchst effektiv. Es unterstützt den Verdauungsprozess, reinigt den Magen-Darm-Trakt, regt die Enzymtätigkeit an und unterstützt das Immunsystem.

- **Aromaküche:** Nelkenöl wird als Gewürz in der Küche verwendet, um verschiedenen Speisen und Getränken einen besonderen Geschmack zu verleihen. Man kann auch 1 Tropfen Gewürznelkenöl im Tee genießen oder nach Absprache mit dem Gesundheitsexperten als Nahrungsergänzungsmittel einnehmen.
- **Anwendung:** Gewürznelkenöl wird stets stark verdünnt auf Schmerzstellen und entzündete Stellen aufgetragen. Es kann auch zur Inhalation verwendet werden, um das Atmungssystem zu unterstützen und den Geist anzuregen.

Gewürznelke: Das Öl, das verjüngt

Das Nelkenöl ist der stärkste Radikalfänger unter den antioxidativen ätherischen Ölen.

Nur 1 g Gewürznelkenöl hat die gleiche antioxidative Kraft wie

- 51 kg Karotten
- 13 l Rote-Beete-Saft
- oder 14 kg Orangen

Antioxidantien schützen vor vorzeitigem Altern und werden als Anti-Aging-Prävention und zur Vorbeugung von Krankheiten eingesetzt.

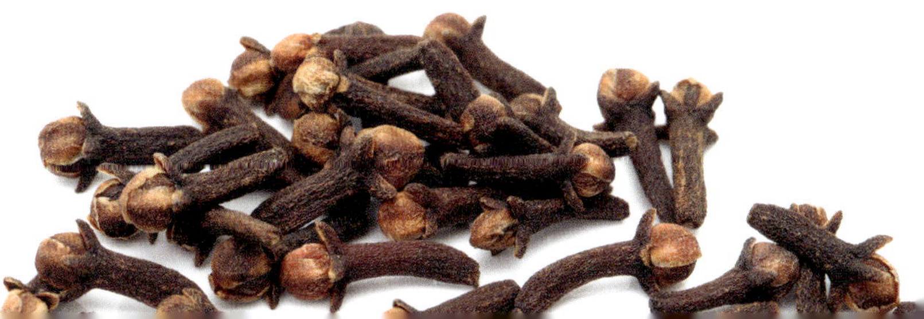

Therapeutische Rezepte mit ätherischem Gewürznelkenöl

Ein immunstärkendes Spray

- 10 Tropfen ätherisches Zimtöl
- 10 Tropfen ätherisches Nelkenöl
- 10 Tropfen ätherisches Ingweröl (optional)
- 125 ml Wasser
- Eine Glaswasserflasche mit Sprühaufsatz

Anwendung: Alle Zutaten in einer Glasflasche gut mischen und im Raum versprühen. Vor jedem Gebrauch gut schütteln. (Mit ätherischen Ölen werden keine Plastikflaschen verwendet, denn das Öl würde Plastik angreifen, genauso wie es in unserem Körper Plastik binden würde, um diesen Schadstoff auszuleiten.)

Ein antiseptischer Handreiniger aus der Natur

- 4 Tropfen ätherisches Zimtöl
- 4 Tropfen Gewürznelke
- 2 Tropfen ätherisches Eukalyptusöl
- Aloe Vera-Gel
- Wasser
- Eine 250 ml Glasflasche mit Spender oder Sprühaufsatz

Anwendung: Man befüllt ¼ der Glasflasche mit Aloe Vera-Gel, fügt die ätherische Ölmischung hinzu, schließt die Flasche und schüttelt kräftig, bis alles gut vermischt ist. Dann füllt man mit Wasser auf und schüttelt vor jedem Gebrauch.

Ein schmerzlinderndes Massageöl

- ¼ Tasse Mandelöl
- 10 Tropfen ätherisches Gewürznelkenöl
- 5 Tropfen ätherisches Lavendelöl

Anwendung: Zutaten in einer Schüssel mischen und die Mischung zur Massage verwenden, um Schmerzen und Entzündungen zu lindern.

Eine entzündungshemmende Salbe

- ½ Tasse Kokosöl
- 10 Tropfen ätherisches Gewürznelkenöl
- 5 Tropfen ätherisches Rosmarinöl (optional)

Anwendung: Zutaten gut verrühren und die Salbe auf die entzündete Stelle auftragen, um Schmerzen und Entzündungen zu lindern.

Eine Diffuser-Mischung für befreites Durchatmen

- 5 Tropfen ätherisches Gewürznelkenöl
- 5 Tropfen ätherisches Eukalyptusöl

Anwendung: Die ätherischen Öle einem Aroma-Diffuser beifügen und im Raum vernebeln, um die Atemwege zu erweitern.

Ein heilsamer Sauna-Aufguss

- 3 Tropfen ätherisches Zimtöl
- 3 Tropfen ätherisches Gewürznelkenöl

Anwendung: Original ätherische Ölfläschchen werden niemals mit in die heiße Sauna genommen. Stattdessen bereitet man den Aufguss (Wasser mit ätherischem Öl) vor dem Saunagang für den späteren Gebrauch vor. Beim Aufguss verströmen die ätherischen Öle einen wunderbaren Duft. Die Stärke des Duftes (die Anzahl der Öltropfen) wird je nach Empfindlichkeit der Teilnehmer (bei Kindern weniger) bemessen.

Kulinarische Rezepte

Gewürznelkenöl wird oft in der Küche verwendet, um verschiedenen Gerichten ein würziges Aroma zu verleihen. Es kann Marinaden, Saucen, Dressings und Backwaren beigefügt werden. Hier sind zwei Beispiele:

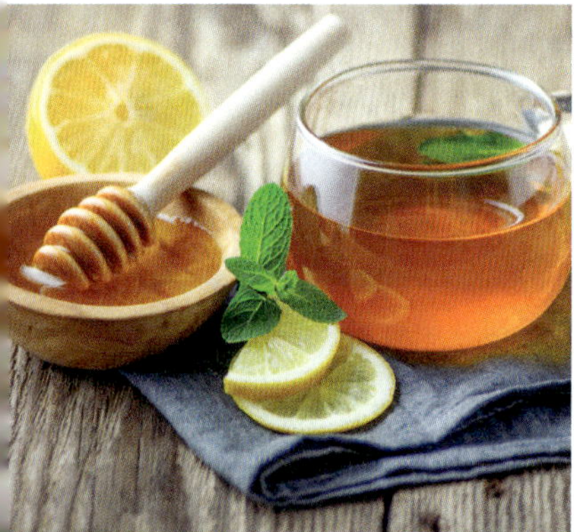

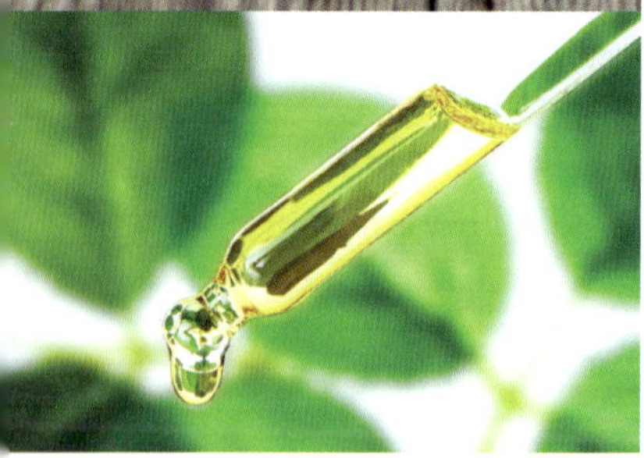

Ein würziger Nelkentee

- 1 Tropfen ätherisches Gewürznelkenöl
- 1 Tasse heißes Wasser

Zubereitung: Das ätherische Öl in etwas Honig mischen und dem Wasser hinzufügen. Bei Bedarf den Tee mit etwas Zitronensaft verfeinern.

Ein Gewürznelken-Kartoffelpüree

- 2 Tropfen ätherisches Gewürznelkenöl

Zubereitung: Um dem Kartoffelpüree ein würziges Aroma zu verleihen, rührt man 2 Tropfen Gewürznelkenöl ein. Eine kulinarische Gaumenfreude!

8 Das kräftige Zimtöl

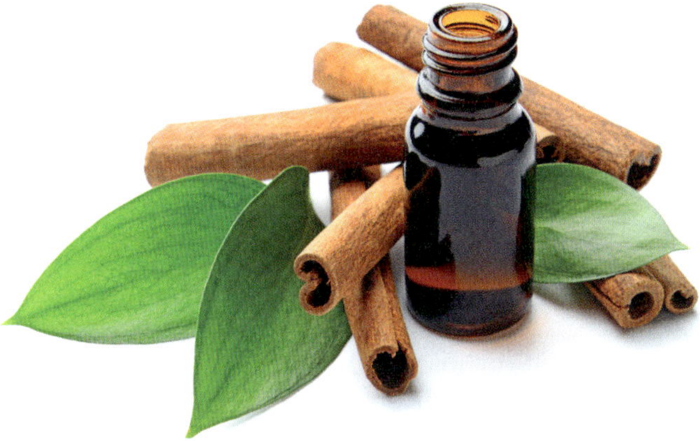

Zimtöl (*Cinnamomum verum*) ist ein kräftig aromatisches ätherisches Öl, das aus der Rinde des Zimtbaums durch Dampfdestillation gewonnen wird. Weil das Zimtöl, wie die Gewürznelke, ein „heißes" Öl mit starker Wirkung ist, empfiehlt sich eine großzügige Verdünnung mit reinem Pflanzenöl (Massageöl) bei der Anwendung auf der Haut. Sein intensiver Zimtduft ist warm würzig und schenkt ein Gefühl von Geborgenheit und Wärme.

Verwendung in der Volksmedizin

In der Volksmedizin wird Zimt seit Jahrhunderten für seine gesundheitlichen Vorteile geschätzt, denn es enthält viele wertvolle Nährstoffe wie Mangan, Eisen und Calcium sowie eine Vielzahl von Antioxidantien. Daher wird es gerne in der Küche verwendet. Man fand frühzeitig heraus, dass Zimt entzündungshemmende und antimikrobielle Eigenschaften zur Bekämpfung von Infektionen und Entzündungen im Körper aufweist. Seit jeher wurde das Zimtgewürz zur Regulierung des Blutzuckerspiegels eingesetzt und seine Anwendung wird heute bei der Behandlung von Diabetes wissenschaftlich bestätigt. Aber auch bei Verdauungsproblemen war Zimt über die Jahrtausende hinweg beliebt. Seine schmerzlindernden Eigenschaften bewähren sich damals wie heute bei Kopfschmerzen und Migräne sowie zur Verbesserung der Durchblutung.

Chemische Bestandteile

Die chemischen Hauptbestandteile von Zimtrindenöl betragen 41–52% Aldehyde und 20–30% Phenole, die dem ätherischen Öl eine stark antimikrobielle, entzündungshemmende und schmerzlindernde Wirkung verleihen.

Zimtöl gehört in deine Hausapotheke

- **Schmerz und Entzündungen:** Zimtöl wird aufgrund seiner entzündungshemmenden und schmerzlindernden Eigenschaften häufig zur Behandlung von Schmerzen, Entzündungen und Infektionen eingesetzt.
- **Durchblutung:** Mit seinen stark anregenden Wirkstoffen fördert das Zimtöl die Durchblutung. Dieses „heiße" Öl wird immer mit reinem Pflanzenöl (Massageöl) stark verdünnt auf die Haut (bevorzugt auf die Fußsohlen) aufgetragen.
- **Diabetes:** Zimtöl reguliert den Blutzuckerspiegel.
- **Verdauung:** Das Zimtöl regt die Darmtätigkeit an, wenn es entweder in einer Massagemischung auf den Bauch gerieben oder als Nahrungsergänzung oder Gewürz eingenom-

men wird. Es fördert den Appetit und kann bei Verdauungsproblemen (Blähungen, Völlegefühl, Übelkeit, Erbrechen, Magenkrämpfen) vorbeugend oder lindernd wirken. Man kann zur Linderung auch eine warme Kompresse mit verdünntem Zimtöl auf den Magen- und Bauchbereich legen.

- **Atmung:** Sein Duft kann zur Inhalation (Aroma-Diffuser, Dampfinhalation) verwendet werden, um das Atmungssystem zu unterstützen und den Geist zu stärken.
- **Zahnpflege:** In der Mundpflege findet das Zimtöl in Zahnpasta und Mundwasser beste Verwendung, um Zahnfleischentzündungen und Mundgeruch zu beseitigen.
- **Übelkeit:** Bei Reisekrankheit riecht man am Fläschchen und nimmt 1 Tropfen auf die Zunge. Bei Übelkeit (auch in der Schwangerschaft) hält man ein Riechfläschchen bereit.
- **Ernährung:** Als Nahrungsergänzung trinkt man 1 Tropfen in Wasser. Das Zimtöl muss am Etikett als *Nahrungsmittelqualität* ausgewiesen sein. Ein Tropfen ätherisches Zimtöl verfeinert Speisen und Getränke mit seinem scharf warmen Geschmack.
- Der Duft des ätherischen Zimtöls wirkt stimulierend und aphrodisierend auf die Psyche. Er transformiert depressive Stimmungen und bringt Wärme und Zuversicht in ein trauriges Herz.

Therapeutische Rezepte mit ätherischem Zimtöl

Ein durchblutungsförderndes Massageöl

- ¼ Tasse Mandelöl
- 10 Tropfen ätherisches Zimtöl
- 5 Tropfen ätherisches Ingweröl

Anwendung: Zutaten mischen und die Ölmischung zur Massage verwenden, um die Durchblutung zu verbessern und Schmerzen zu lindern.

Eine antimikrobielle Mundspülung

- 1 Tasse Wasser
- 1 Teelöffel Meersalz
- 5 Tropfen ätherisches Zimtöl

Anwendung: Gut vermischen und den Mund mit dieser Lösung spülen, um Zahnfleischentzündungen und Mundgeruch zu begegnen.

Ein schmerzlindernder Balsam

- ¼ Tasse Bienenwachs
- ¼ Tasse Kokosöl
- 10 Tropfen ätherisches Zimtöl
- 5 Tropfen ätherisches Pfefferminzöl

Anwendung: Zutaten (außer ätherische Öle) im Wasserbad schmelzen, etwas abkühlen lassen, bevor das ätherische Öl beigefügt und gut untergerührt wird. Den Balsam auf die betroffenen Stellen auftragen, um Schmerzen und Entzündungen zu lindern.

Ein verdauungsfördernder Tee

- 1 Tropfen ätherisches Zimtöl
- 1 Teelöffel Honig
- 1 Tasse heißes Wasser

Anwendung: Zimtöl und Honig mischen, dem Wasser beifügen, gut verrühren und langsam schluckweise trinken, um Verdauungsprobleme zu lindern.

Ein stressabbauender Diffuser-Mix

- 5 Tropfen ätherisches Zimtöl
- 5 Tropfen ätherisches Lavendelöl

Anwendung: Ätherische Öle dem Aroma-Diffuser beifügen und im Raum vernebeln, um Stress abzubauen und eine beruhigende Atmosphäre zu schaffen.

Ein antimikrobieller Reiniger

- 1 Tasse Wasser
- ¼ Tasse Essig
- 10 Tropfen ätherisches Zimtöl

Anwendung: Alles in eine Sprühflasche füllen, gut schütteln und als Haushaltsreiniger auf Oberflächen verwenden, um Keimen entgegenzuwirken und eine gesunde Raumatmosphäre zu schaffen.

Kulinarische Rezepte

Zimtöl wird oft in der Küche verwendet, um verschiedenen Gerichten ein würziges Aroma zu verleihen. Es kann zu Marinaden, Saucen, Dressings und Backwaren hinzugefügt werden.

Zimt-Honig-Butter

- ½ Tasse weiche Butter
- 2 Esslöffel Honig
- ¼ Teelöffel ätherisches Zimtöl

Zubereitung: Zutaten in einer Schüssel verrühren und als Aufstrich auf Toast oder Pfannkuchen genießen.

Ein würziger Apfelpunsch

Zubereitung: Wie üblich einen Punsch aus Tee und frisch gepresstem Orangensaft zubereiten und mit 1 Tropfen ätherischem Zimtöl verfeinern.

Gewürzter Hafer- oder Dinkelbrei

Zubereitung: Für ein ganz besonderes Gaumenerlebnis, 1 Tropfen ätherisches Zimtöl dem Hafer- oder Dinkelbrei beifügen.

Zimt-Orangen-Salat

- Orangen
- 1 Esslöffel Olivenöl
- 1 Tropfen ätherisches Zimtöl

Zubereitung: Man schneidet Orangen in dünne Scheiben, legt sie auf einen Teller und besprüht sie mit einem Gemisch aus Olivenöl und ätherischem Zimtöl, die zuvor gut vermischt wurden. Dieser Salat kann als Beilage oder als Vorspeise serviert werden.

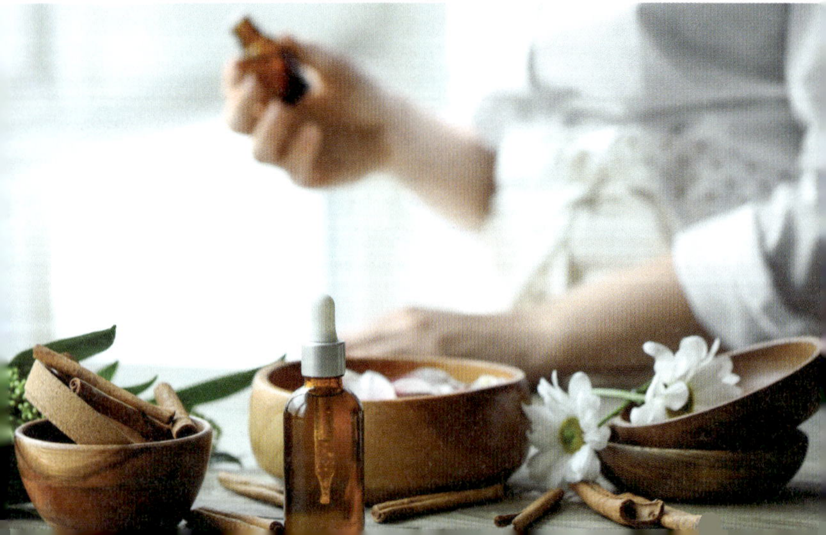

9 Das liebliche Fenchelöl

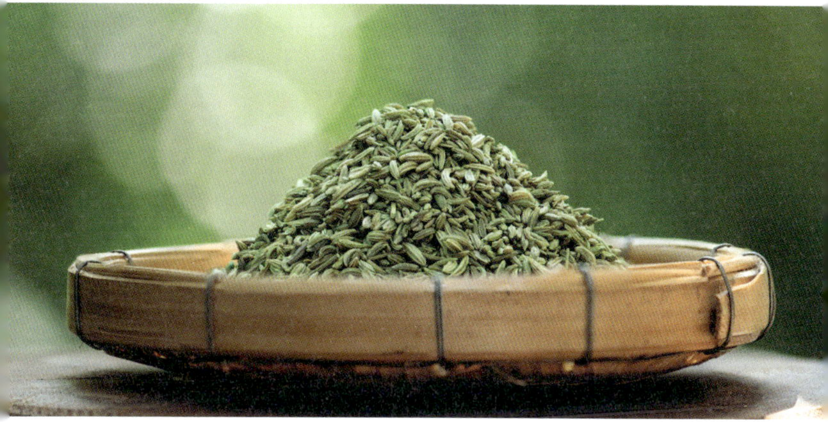

Fenchel (*Foeniculum vulgare*) ist eine mehrjährige Pflanze aus der Familie der Doldenblütler. Das ätherische Öl wird aus den Samen des Fenchelstrauchs durch Dampfdestillation gewonnen. Sein süßer, anisartiger Duft wird oft zur Linderung von Verdauungsproblemen und zur Unterstützung der Atemwege genutzt. Fenchel wird wegen seiner vielen gesundheitlichen Vorteile seit Jahrhunderten in der traditionellen Medizin verwendet.

Verwendung in der Volksmedizin

Die Volksmedizin kennt Fenchel als ein Universalkraut zur Behandlung von Verdauungsproblemen, das bei Blähungen, Magenkrämpfen, Sodbrennen und Verdauungsstörungen rasche Hilfe leistet. Fenchel enthält natürliche chemische Bestandteile, welche die Verdauung anregen und die Produktion von Magensäure erhöhen können. Zudem verfügt Fenchel über entzündungshemmende und antimikrobielle Eigenschaften und lindert Entzündungen sowie Infektionen. Er wurde daher gerne zur Behandlung von Erkältungen und Bronchitis eingesetzt. Fenchel enthält Antioxidantien, die freie Radikale im Körper neutralisieren und das Immunsystem stärken. Als Heilmittel gegen Menstruationsbeschwerden und zur Linderung von Krämpfen und Schmerzen war Fenchel schon immer beliebt. Fenchel kann auch dabei helfen, den Appetit anzuregen oder zu reduzieren, und wirkt zudem als natürliches Diuretikum.

Chemische Bestandteile

Fenchelöl enthält 52–80% Phenole und 27–50% Monoterpene, chemische Bestandteile, die für seine krampflösende, schleimlösende und entzündungshemmende Wirkung verantwortlich sind.

Fenchel, das Lieblingskraut der Heiligen Hildegard

Fenchel war eine der bevorzugten Heilpflanzen der Heiligen Hildegard von Bingen (1098–1179), einer mittelalterlichen Äbtissin, Mystikerin und Heilkundigen.

- Sie empfahl Fenchel aufgrund seiner vielfältigen therapeutischen Wirkungen zur Behandlung von Verdauungsproblemen wie Blähungen, Magenkrämpfen und bei Völlegefühl. Sie beschrieb ihn als „wärmendes Kraut", das den Magen-Darm-Trakt beruhigt und die Verdauung fördert.

- Fenchel wurde von Hildegard zur Linderung von Menstruationsbeschwerden eingesetzt. Sie empfahl, Fencheltee mit Honig zu trinken, um Schmerzen und Krämpfe zu reduzieren.
- Hildegard verwendete Fenchel auch als Heilmittel gegen Atemwegserkrankungen wie Asthma und Bronchitis. Sie beschrieb ihn als „öffnendes Kraut", das die Atemwege klärt und die Atmung erleichtert.
- Fenchel wurde von der Äbtissin zur Behandlung von Kopfschmerzen, Augenproblemen und Hauterkrankungen empfohlen.

Heute wird Fenchel, und besonders das Fenchelöl, weiterhin als Heilmittel und Gewürz verwendet und seine therapeutischen Wirkungen werden von der modernen Medizin bestätigt.

Fenchelöl für das allgemeine Wohlbefinden

- **Verdauung:** Fenchelöl wird aufgrund seiner krampflösenden und schleimlösenden Eigenschaften häufig zur Linderung von Verdauungsproblemen wie Blähungen, Krämpfen und Magenbeschwerden genutzt. Es regt die Enzymproduktion an. Verstopfung beeinträchtigt den Kreislauf: Das verdauungsfördernde ätherische Fenchelöl verbessert die Durchblutung im Darm und in der Leber, was wiederum die Blutzirkulation anregt und das Verstopfungsproblem löst. Auch bei Gastritis und Magenschleimhautentzündungen ist Fenchelöl angeraten.
- **Entgiftung, Entsäuerung, innere Reinigung:** Fenchelöl wird zur Atmungstherapie genutzt. Dafür werden 2–4 Tropfen

unter die Arme, die Nieren und Fußsohlen gerieben, sowie 1–2 Tropfen in Wasser als Nahrungsergänzung getrunken. Dieses Öl dient auch der Entwässerung und wird bei Harnweggsinfektionen sowie bei Parasitenbefall genutzt.

- **Schmerzen:** Auch bei der Linderung von Menstruationsbeschwerden, Regelschmerzen und anderer Frauenprobleme (Zyklusstörungen, Hormonstörungen, Hitzewallungen, Unfruchtbarkeit) ist Fenchelöl hilfreich.
- **Atmung:** Es unterstützt die Atemwege und lindert Husten und Erkältungssymptome. Beim Einatmen, entweder aus dem Fläschchen oder mittels eines Aroma-Diffusers, unterstützt das ätherische Fenchelöl das Atmungssystem und beflügelt den Geist.
- **Haut:** Fenchelöl ist ein hautfreundliches Öl und hilft besonders dabei, fette Haut zu neutralisieren.
- **Mundpflege:** Fenchelöl wirkt Zahnfleischentzündungen entgegen und schenkt einen frischen Atem.
- **Suchtprobleme:** Auch bei Drogenproblemen, Sucht und Raucherentwöhnung kann das ätherische Fenchelöl unterstützend eingreifen. Man atmet das Öl tief ein, trägt 1–2 Tropfen wiederholt auf Schläfen und Hals, oder Fenchelöl auf die Leber auf und legt eine warme Kompresse auf. Zur Raucherentwöhnung nimmt man öfter 1 Tropfen Fenchelöl auf die Zunge.

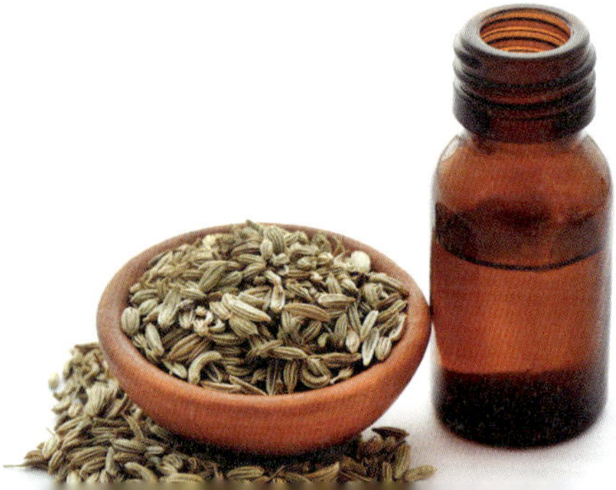

Therapeutische Rezepte mit ätherischem Fenchelöl

Eine verdauungsfördernde Bauchmassage

- ¼ Tasse Jojobaöl
- 10 Tropfen ätherisches Fenchelöl
- 5 Tropfen ätherisches Ingweröl

Anwendung: Zutaten gründlich mischen und zur Massage verwenden, um Verdauungsprobleme zu lindern und den Bauch zu beruhigen. Es helfen sowohl eine Ganzkörpermassage, eine Bauchmassage oder die Massage der Fußsohlen.

Ein schleimlösendes Gesichtsdampfbad

- 5 Tropfen ätherisches Fenchelöl
- 5 Tropfen ätherisches Eukalyptusöl
- Heißes Wasser

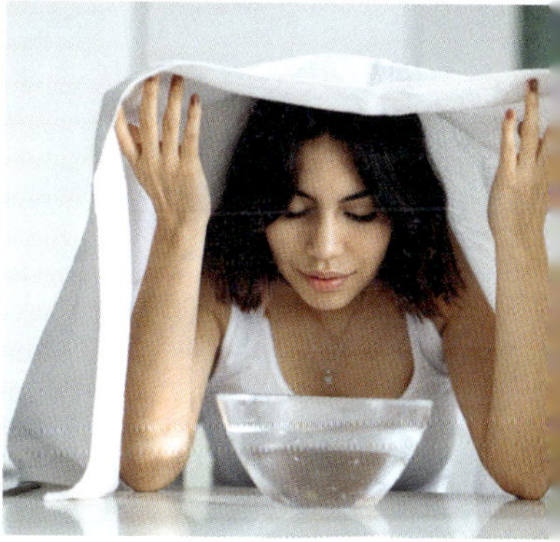

Anwendung: Ätherische Öle werden einer Schüssel mit heißem Wasser hinzugefügt und verrührt. Mit einem Handtuch über dem Kopf wird der duftende Dampf eingeatmet, um die Atemwege zu befreien und Schleim zu lösen.

Ein entspannendes Fenchelbad

- 5 Tropfen ätherisches Fenchelöl
- 5 Tropfen ätherisches Lavendelöl
- 1 Tasse Epsom-Salz

Anwendung: Die ätherischen Öle werden mit dem Epsom-Salz gut vermischt und dem warmen Badewasser zugefügt. Die Badedauer sollte mindestens 20 Minuten dauern, um das ätherische Öl ganz in den Körper aufzunehmen. Der Duft von Fenchel belebt die Sinne und macht glücklich.

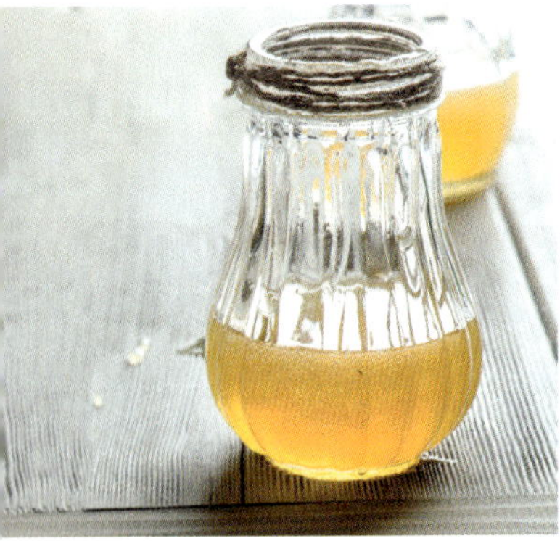

Ein hustenlindernder Fenchelsirup

- 1 Tasse Honig
- 5–6 Tropfen ätherisches Fenchelöl

Anwendung: In einem Schraubgefäß aus Glas verrührt man Honig und das Fenchelöl gut und lässt bei Bedarf einen Teelöffel des Sirups langsam im Mund zergehen, um Husten und Halsschmerzen zu lindern.

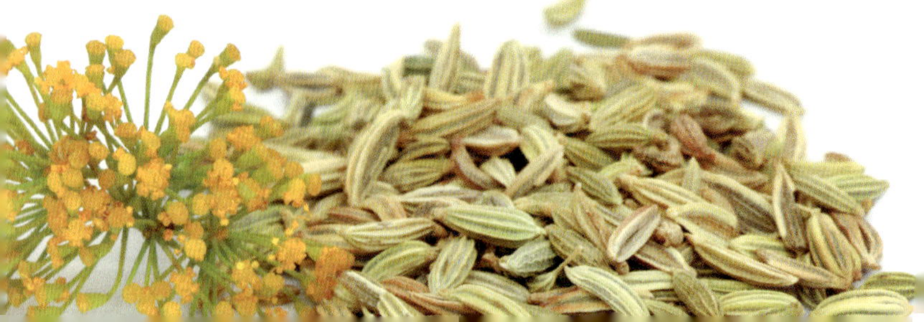

Kulinarische Rezepte

Fenchelöl wird gerne in der Küche verwendet, um verschiedenen Gerichten ein anisartiges Aroma zu verleihen. Es kann zu Marinaden, Saucen, Dressings und Gebäck hinzugefügt werden.

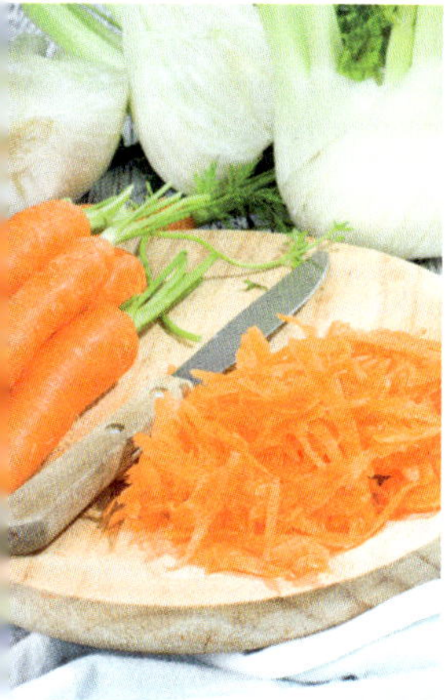

Fenchel-Karotten-Salat

- Fenchelknollen und Karotten
- 2 Esslöffel Olivenöl
- 1 Esslöffel Zitronensaft
- 1 Teelöffel Honig
- 1 Tropfen ätherisches Fenchelöl

Zubereitung: Man schneidet Fenchelknollen und Karotten in dünne Scheiben. In einer Schüssel mischt man Olivenöl, Zitronensaft, Honig und 1 Tropfen ätherisches Fenchelöl und gibt das Dressing über den Salat. Serviert wird das Gericht als Beilage oder als Vorspeise.

Fenchel-Gemüse-Pfanne

- Gemüse (Fenchel, Zucchini, Paprika)
- 1 Tropfen ätherisches Fenchelöl
- Salz und Pfeffer

Zubereitung: Das Gemüse wird in Streifen geschnitten und in einer Pfanne angebraten. Vor dem Servieren rührt man 1 Tropfen ätherisches Fenchelöl unter und würzt mit Salz und Pfeffer. Dieses Gericht wird als Hauptgericht oder Beilage gereicht.

10 Das warm-scharfe Ingweröl

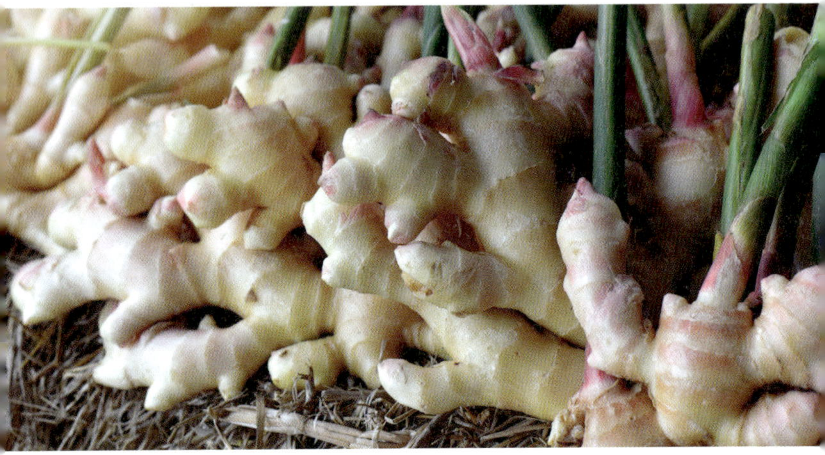

Ingweröl (*Zingiber officinale*) ist ein ätherisches Öl, das aus den Wurzeln des Ingwerstrauchs durch Dampfdestillation gewonnen wird. Es hat einen scharfen, warmen Duft und wird wegen seiner gesundheitsfördernden Vorteile seit Jahrhunderten in der traditionellen Naturheilmedizin verwendet.

Verwendung in der Volksmedizin

In der Volksmedizin wurde Ingwer zur Behandlung von Verdauungsproblemen (Übelkeit, Erbrechen, Blähungen und Magenkrämpfen) verwendet, denn es kann durch seine chemischen Eigenschaften die Verdauung anregen und die Produktion von Magensäure erhöhen. Durch seine entzündungshemmenden Eigenschaften lindert es Schmerzen, wirkt Entzündungen entgegen und wird oft zur Behandlung von

Arthritis, Muskelschmerzen und Kopfschmerzen eingesetzt. Auch ist die Ingwerwurzel beliebt als Heilmittel gegen Erkältungen und Grippe. Ingwer reduziert die Schleimproduktion, öffnet die Atemwege, stärkt das Immunsystem und reduziert das Risiko von Infektionen. Ingwer wird auch zur Behandlung von Menstruationsbeschwerden und zur Verbesserung der Durchblutung eingesetzt.

Chemische Bestandteile

Ingweröl enthält 50–90% Sesquiterpene. Diese Bestandteile sind dafür verantwortlich, dass das Öl unter anderem entzündungshemmend, schmerzlindernd und immunstimulierend wirkt.

Das wärmende Ingweröl

- **Schmerzen:** Ingweröl wird aufgrund seiner entzündungshemmenden und immunstimulierenden Eigenschaften häufig zur Linderung von Schmerzen (Arthritis, rheumatische Gelenksbeschwerden, Muskelschmerzen und Kopfschmerzen) verwendet.
- **Verdauung:** Ingweröl lindert Verdauungsprobleme wie Übelkeit, Blähungen, Sodbrennen und Magenbeschwerden und wird zur Unterstützung des Immunsystems verwendet. Es räumt mit Magenverstimmungen auf, reguliert den Verdauungsprozess, reinigt den Darm, regt die Enzymbildung sowie die Produktion von Magensäure an und wirkt Parasiten und Pilzen auf natürliche Weise entgegen – ganz ohne Nebenwirkungen. Ingweröl ist bei Aufstoßen, Babykolik, Bauchkrämpfen und -schmerzen, Durchfall, Erbrechen, Lebensmittelvergiftung, Magengrippe, Reizdarm und anderen Beschwerden angeraten.

- **Entzündungen:** Das Ingweröl wirkt lindernd bei Infektionen der Atemwege, Erkältung und Grippe.

Magen und Darm lieben eine Fenchel-Ingwer-Pfefferminz-Mischung!

Andere magenfreundliche Öle sind unter anderem Anis, Estragon, Patschuli, Wacholder und Zitronengras, neben Fenchel, Ingwer und Pfefferminze. Es genügt, einen Tropfen unter die Zunge zu nehmen oder die Magengegend mit dem Öl oder der Ölmischung einzureiben.

Bestimmte ätherische Öle haben auch eine enzym-aktivierende Wirkung. Enzyme bestehen aus Aminosäuren und sind in jeder Zelle des Körpers zu finden. Sie wirken als Biokatalysatoren, um die Verdauung anzuregen. Sie beschleunigen chemische Reaktionen während der Verdauung und bauen Proteine, Fette und Kohlenhydrate ab, um eine Gärung im Darm zu vermeiden. Je älter wir werden, desto weniger Enzyme produziert unser Körper.

Nun stellt sich die Frage: Wo kommen diese Enzyme her? Bei der Geburt haben wir einen Grundstock an Enzymen mitbekommen. Wenn wir rohes Obst und Gemüse essen, führen wir uns Enzyme zu, die man für die Verdauung benötigt. Enzyme werden auch von Bakterien im Darm gebildet. Wir haben zudem die Möglichkeit, Enzympräparate einzunehmen. Auch bestimmte ätherische Öle wie Fenchel und Ingwer unterstützen die Enzymbildung!

Doch nicht nur die Verdauung, sondern auch Wachstum, Energiegewinnung und Aufrechterhaltung der Körperfunktionen sind von Enzymen abhängig. Sie sind essenziell, ohne Enzyme könnten wir nicht einmal atmen!

Therapeutische Anwendung

Eine tägliche Anwendung ätherischer Öle durch Einatmen, Einreiben oder Einnehmen kann alle unsere Körpersysteme unterstützen und effektiv zu einem langen, gesunden Leben beitragen!

Therapeutische Rezepte mit ätherischem Ingweröl

Eine schmerzlindernde Ingwermassage

- ¼ Tasse Jojobaöl
- 10 Tropfen ätherisches Ingweröl
- 5 Tropfen ätherisches Pfefferminzöl

Anwendung: Zutaten mischen und die Ölmischung zur Massage verwenden, um Schmerzen und Entzündungen zu lindern.

Eine immunstimulierende Inhalation

- 5 Tropfen ätherisches Ingweröl
- 5 Tropfen ätherisches Zitronenöl
- Heißes Wasser

Anwendung: Ätherische Öle in eine Schüssel mit heißem Wasser geben und vermischen. Mit einem Handtuch über dem Kopf wird der gesunde Dampf eingeatmet, um das Immunsystem zu stimulieren und die Stimmung anzuheben.

Ein verdauungsfördernder Tee

- 1 Tropfen ätherisches Ingweröl
- 1 Teelöffel Honig
- 1 Tasse heißes Wasser

Anwendung: Das Ingweröl mit dem Honig vermischen und in das dampfende Wasser rühren. Der Tee wird langsam schluckweise getrunken, um die Verdauung zu fördern und Magenbeschwerden zu lindern.

Ein entzündungshemmendes Fußbad

- 5 Tropfen ätherisches Ingweröl
- ½ Tasse Epsom-Salz
- Eine Schüssel warmes Wasser

Anwendung: Man fügt das Ingweröl dem Salz bei und mischt beides gut, bevor man es in die Fußbadewanne gibt. Die Füße für etwa 20 Minuten baden, um Entzündungen zu lindern und die Durchblutung zu fördern.

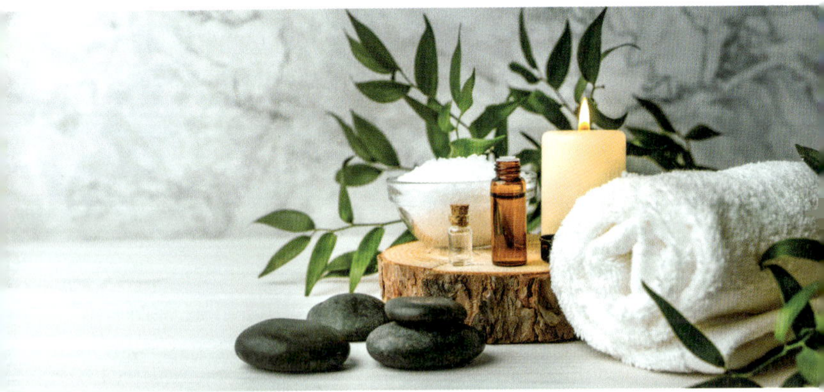

Ein wärmender Massagebalsam

- ¼ Tasse Mandelöl
- 10 Tropfen ätherisches Ingweröl
- 5 Tropfen ätherisches Zimtöl

Anwendung: Zutaten mischen und die Ölmischung zur Massage verwenden, um Muskelverspannungen zu lösen und die Durchblutung zu fördern.

Kulinarische Rezepte

Ingweröl wird oft in der Küche verwendet, um verschiedenen Gerichten ein scharfes, würziges Aroma zu verleihen. Es kann zu Suppen, Saucen, Dressings, Marinaden und Desserts hinzugefügt werden.

Ingwer-Sesam-Tofu

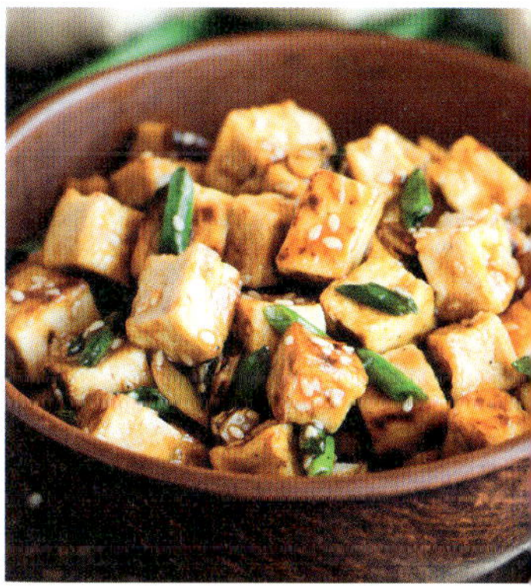

- Tofu (in Würfel geschnitten)
- 2 Esslöffel Sojasauce
- 1 Teelöffel Honig
- 1 Teelöffel Sesamöl
- 1 Tropfen ätherisches Ingweröl

Zubereitung: Tofuwürfel in einer Pfanne anbraten. Inzwischen in einer Schüssel Sojasauce, Honig, Sesamöl und 1 Tropfen ätherisches Ingweröl mischen und die Sauce über den Tofu verteilen.

Ingwer-Kürbis-Suppe

- Kürbis (in kleine Stücke geschnitten)
- 1 Tasse Gemüsebrühe
- 1 Tasse Kokosmilch
- 1 Teelöffel Honig
- 2 Tropfen ätherisches Ingweröl

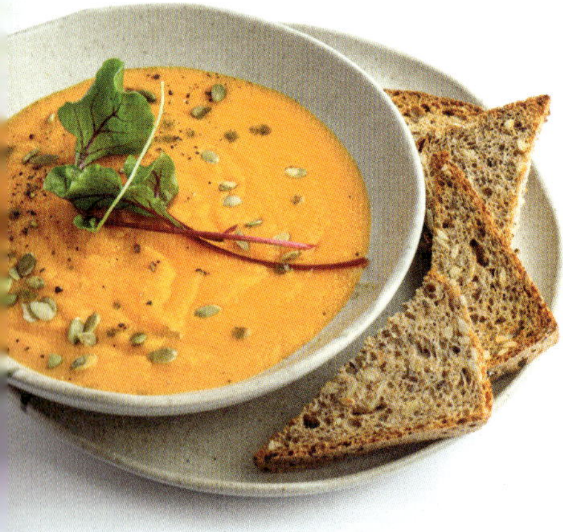

Zubereitung: Kürbisstücke in einer Pfanne anbraten. In einer Schüssel Gemüsebrühe, Kokosmilch und Honig verrühren, zum Kürbis geben und weitere 10–15 Minuten kochen. Zuletzt das ätherische Ingweröl mit 1 Teelöffel Schlagsahne oder Kokosmilch in die Suppe einrühren. Mit geröstetem Brot servieren.

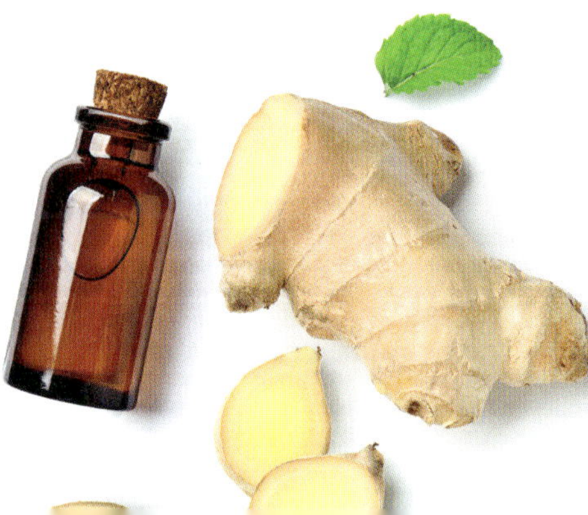

11 Teebaumöl, „das heilige Öl", das Krankheiten abwehrt

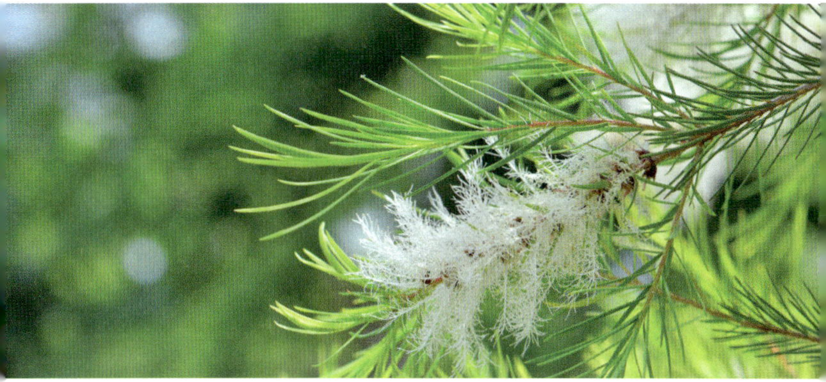

Teebaumöl (*Melaleuca alternifolia*), auch bekannt als Melaleucaöl, wird durch Dampfdestillation aus den duftenden Blättern des Teebaums gewonnen. Der Teebaum ist ein Baum oder Strauch, der zwischen fünf und acht Metern hoch werden kann. Er hat eine dünne, papierartige Rinde und lange, schmale Blätter mit einem frisch-würzig und leicht erdigen Duft.

Verwendung in der Volksmedizin

Das Teebaumöl ist den australischen Ureinwohnern heilig, denn dieser Myrtenbaum wehrt Krankheiten so entschieden ab, wie er auch widrigen Wetterbedingungen trotzen kann. Sein herb-frischer Duft wirkt reinigend und ist auch für Kinder gut geeignet. Teebaum ist ein uraltes, antibakterielles Hausmittel und hat eine Vielzahl von Anwendungsmöglichkeiten.

Chemische Bestandteile

Teebaumöl enthält 35–70% Monoterpene, 25–40% Phenolalkohole und 8–20% Sesquiterpene, die ihm seine starken antimikrobiellen Eigenschaften verleihen.

Teebaumöl: Stark reinigend und trotzdem mild

- **Krankheitskeime:** Teebaumöl hat antibakterielle, antivirale, entzündungshemmende und pilzhemmende Eigenschaften und wird oft zur Behandlung von Hautproblemen wie Akne, Ekzemen, Schuppenflechte und Nagelpilz herangezogen. Es kann auch die Symptome von Erkältung und Grippe lindern und unterstützt das Immunsystem, begegnet pathogenen Bakterienstämmen wie *Escherichia coli*, Listerien und Salmonellen erfolgreich und reinigt die Raumluft gründlich von Krankheitskeimen (Aroma-Diffuser).
- **Stress:** Teebaumöl hat eine beruhigende Wirkung und lindert Stress und Angstzustände.
- **Mundhygiene:** Das ätherische Teebaumöl ist in der Zahnhygiene beliebt. Der bakterienreichste Teil unseres Körpers ist der Bereich unter der Zunge. Im Mund leben Keime in großer Zahl. Sie gelangen durch die Mundschleimhäute, die laut einem 1998 erschienenen Artikel im *Journal of Pharmacy and Pharmaceutical Sciences* bis zu 4.000 Mal durchlässiger als normale Haut sein sollen, in den Blutkreislauf und können Infektionen begünstigen. Ätherische Öle wie Teebaumöl eliminieren nachweislich Mikroben, die Mundgeruch verursachen.
- **ACHTUNG bei Katzen!** Melaleucaöl kann für Katzen tödlich sein. Man verwendet ausschließlich hochwirksame ätherische Öle, die nachweislich auch Katzen gesundheitlich un-

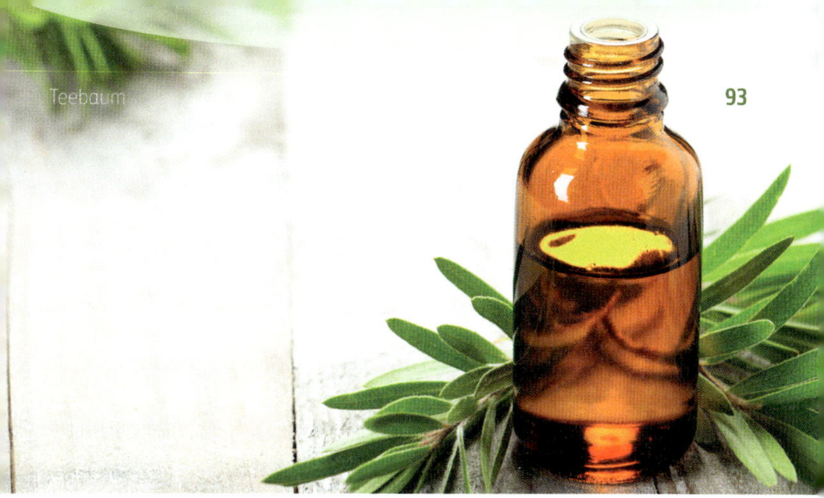

terstützen können. Öle mit chemischen Zusätzen oder komplett synthetisches Teebaumöl ist in jedem Falle giftig für Tier und Mensch – und ist daher zu meiden!

- **Haut:** Teebaumöl kann äußerlich auf die Haut aufgetragen werden, indem es direkt auf die betroffene Stelle gegeben oder zu einer Lotion oder Creme hinzugefügt wird. Eine Behandlung mit Teebaumöl ist gegen Warzen sowie Akne hilfreich.
- **Atmung:** Es kann auch als Dampfinhalation verwendet werden, indem 2–3 Tropfen in eine Schüssel mit heißem Wasser gegeben werden und der Dampf vorsichtig eingeatmet wird.
- **Immunsystem:** Das Teebaumöl wurde auf seine immununterstützenden Eigenschaften hin erforscht und als sehr wirksam befunden.
- **Nagelpflege:** Durch seine antimykotischen Eigenschaften kann das Teebaumöl auch bei der Pflege von durch Pilzbefall geschädigten Nägeln und der Nagelhaut helfen. Durch regelmäßige Anwendung von Teebaumöl auf den betroffenen Nägeln wird das Wachstum von Pilzen gehemmt und die Nägel können gesund nachwachsen.

Therapeutische Anwendungen

Halsschmerzen verschwanden innerhalb einer Stunde!

Dr. Daniel Pénoël erzählte einmal, wie er mit Teebaumöl innerhalb einer Stunde Halsschmerzen kurierte.

> Er holte seinen Sohn vom Flughafen ab, der eine Stunde Fahrzeit von zu Hause entfernt lag. Weil der Sohn über Halsschmerzen klagte, gab er ihm seine Flasche Teebaumöl, die er immer bei sich trägt. „Schlecke alle paar Minuten eine Spur des Öls von deinem Handrücken ab", sagte er ihm. „Nimm nur ein wenig davon, denn ein ganzer Tropfen würde nicht gut schmecken." Als sie zu Hause ankamen, waren die Halsschmerzen völlig verschwunden und sie kamen auch nicht wieder zurück.

Gesunde Schulkinder

Heidi, eine Mutter von drei Kindern, erzählt:

> „Morgens, bevor die Kinder zur Schule gehen, stelle ich den Aroma-Diffuser mit antimikrobiellen Ölen wie Teebaumöl an, um sie für den Schultag zu rüsten. Wenn sie wieder heimkommen, lasse ich ihn wieder laufen, um Bakterien zu eliminieren, die sie eventuell von der Schule mitgebracht haben."

Teebaumöl für Kinder

- **Kraftvoll antiviral, doch mild für Kinder:** Will man das Öl auf die Haut auftragen, sollte es mit einem reinen Pflanzenöl verdünnt werden. Starke Verdünnung ist vor allem bei Kindern und älteren Personen angeraten.

- **Desinfektion:** Man kann das Öl in eine mit Wasser gefüllte Glassprühflasche geben und damit die Raumluft reinigen, Zigarettengeruch neutralisieren oder die Arbeitsfläche in der Küche gründlich reinigen. Wissenschaftliche Untersuchungen bestätigen die hervorragende antibakterielle Wirkung des Öls gegen pathogene Bakterienstämme.
- **Akne und das Teebaumöl**: Wissenschaftler der *Boston University School of Medicine* untersuchten die Effektivität des Teebaumöls (*Melaleuca alternifolia*) bei jugendlicher Akne und stellten wesentliche antibakterielle Eigenschaften im Öl fest. Auch verglichen sie das natürliche Teebaumöl mit dem rezeptpflichtigen Aknemittel Benzoylperoxid und stellten fest, „dass beide Verbindungen eine ähnliche Wirkung aufweisen" – wobei Teebaumöl frei von Nebenwirkungen ist.
- **Antimikrobielle Eigenschaften:** Teebaumöl unterstützt den Körper in der Arbeit gegen Mikroben, Bakterien und Viren, ist antiseptisch, antimykotisch und entzündungshemmend, und findet bei Pilzinfektionen, Infektionen der Atemwege, Halsschmerzen sowie Warzen Anwendung.

Therapeutische Rezepte mit ätherischem Teebaumöl

Ein Rezept bei Atemwegsbeschwerden

- 2 Tropfen ätherisches Teebaumöl
- 2 Tropfen ätherisches Eukalyptusöl
- 2 Tropfen ätherisches Pfefferminzöl
- 2 Tropfen ätherisches Zitronenöl

Anwendung: Diese Ölmischung kann entweder im Aroma-Diffuser angewendet, verdünnt mit Massageöl auf Brust und Hals eingerieben, im Badewasser mit Salz emulgiert oder 1 Tropfen davon mit Honig in Tee oder Wasser getrunken werden.

Nasenspülung nach Dr. Daniel Pénoël

- 12 Tropfen ätherisches Rosmarinöl *CT cineol*
- 4 Tropfen ätherisches Teebaumöl
- 8 Esslöffel sehr feines Salz (z. B. Meersalz zu Mehl gemahlen)

Anwendung: Die ätherischen Öle werden gut mit dem Salz vermischt und in einem verschlossenen Gefäß aufbewahrt.

Für jede Nasenspülung nimmt man:

- 1 Teelöffel der Salzmischung
- 1 ½ Tassen destilliertes Wasser

Anwendung: Man gibt diese Lösung in eine Nasendusche und verwendet sie laut Gebrauchsanleitung. Bei Schnupfen kann man die Nasenspülung bis zu dreimal täglich machen. Diese Anwendung hat unerwartet gute Resultate bei Nasenproblemen durch Erkältung gebracht.

Eine Ölmischung bei Pilzerkrankung der Kopfhaut

- 5 Tropfen ätherisches Teebaumöl
- 5 Tropfen ätherisches Gewürznelkenöl
- 2 Esslöffel reines Pflanzenöl

Anwendung: Zutaten mischen und mit der Ölmischung wiederholt die Kopfhaut einmassieren (vorzugsweise abends, damit die Mischung genügend Zeit zum Einwirken hat).

Eine Teebaumöl-Akne-Behandlung

- 5 Tropfen ätherisches Teebaumöl
- 1 Esslöffel Jojobaöl

Anwendung: Zutaten mischen und auf die betroffene Hautstelle auftragen, für 30 Minuten einwirken lassen und anschließend mit warmem Wasser abwaschen. Man kann auch Teebaumöl (oder eines der anderen vorgestellten Öle) pur, also unverdünnt, auf ein Wattestäbchen geben und damit jeden Pickel einzeln betupfen. Dabei achtet man darauf, dass kein ätherisches Öl auf die gesunde Haut kommt, denn das unverdünnte Teebaumöl könnte die Haut austrocknen.

Ein Teebaumöl-Fußbad

- 5 Tropfen ätherisches Teebaumöl
- ½ Tasse Epsom-Salz

Anwendung: Teebaumöl in Salz auflösen, dem warmem Fußbad hinzufügen und mindestens 20 Minuten die Füße darin baden, um Schmerzen und Entzündungen zu lindern.

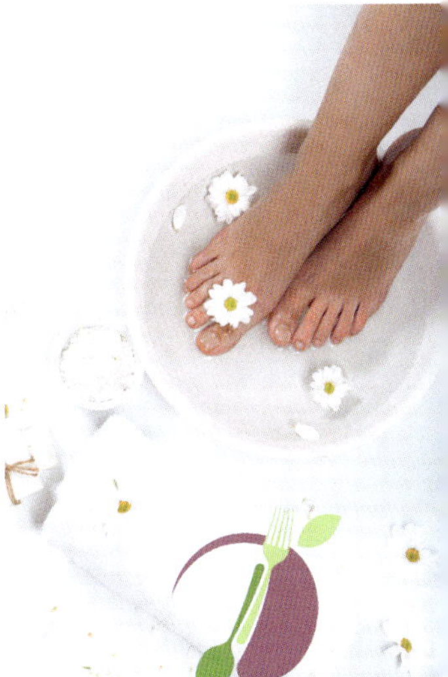

Eine Teebaumöl-Mundspülung

- 5 Tropfen ätherisches Teebaumöl
- 1 Tasse Wasser

Anwendung: Eine Mundspülung bereiten und nach dem Zähneputzen verwenden, um Plaque und Bakterien zu reduzieren und die Mundgesundheit zu verbessern.

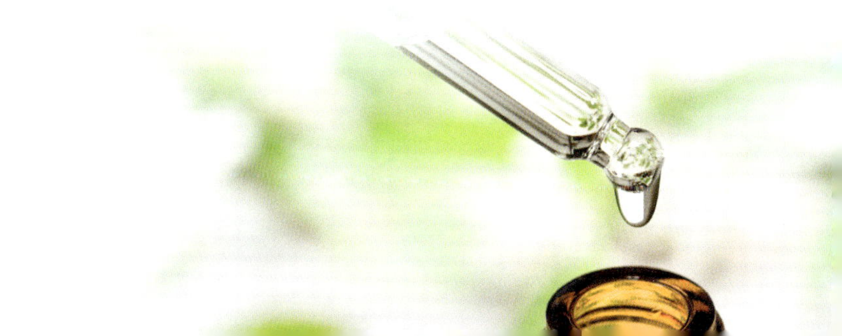

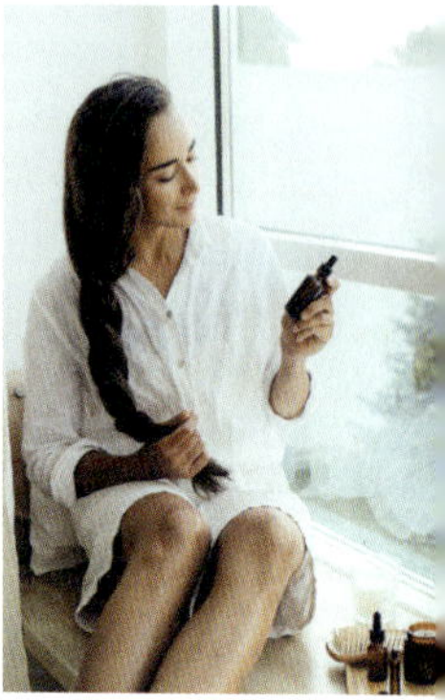

Eine Teebaumöl-Haarkur

- 5 Tropfen ätherisches Teebaumöl
- 2 Esslöffel Kokosöl

Anwendung: Zutaten mischen und in die Kopfhaut massieren, 30 Minuten einwirken lassen und mit Shampoo spülen, um Schuppen und Juckreiz zu reduzieren.

Kulinarische Rezepte

Teebaumöl wird in der Regel nicht in kulinarischen Rezepten verwendet.

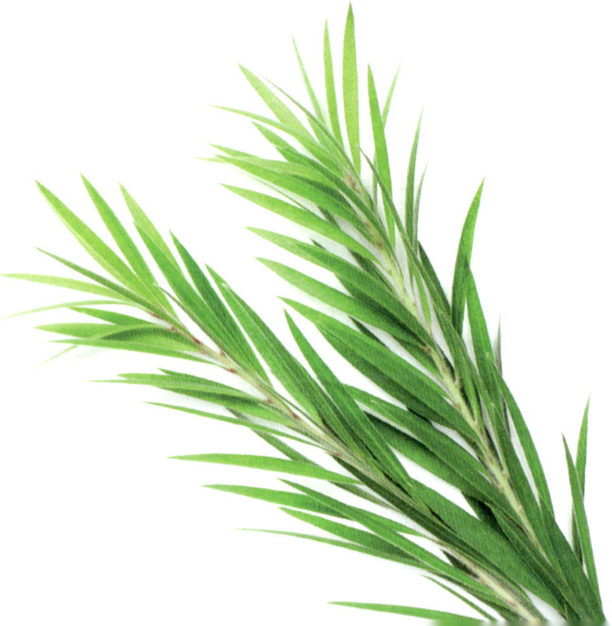

12 Eukalyptusöl, ein kraftvoller Reiniger

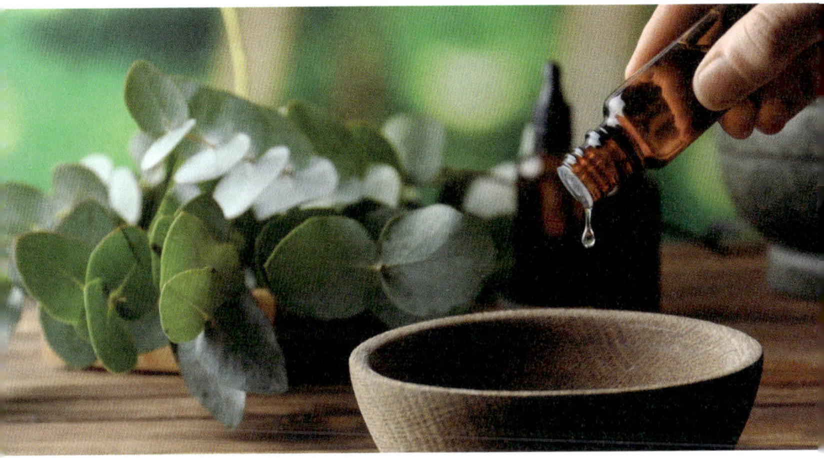

Das ätherische Eukalyptusöl (*Eucalyptus radiata*) wird aus den Blättern und Zweigen des Eukalyptusbaums durch Dampfdestillation gewonnen. Der charakteristische Duft des Öls ist mild, krautig, frisch und hat eine belebende Wirkung auf Körper und Geist. Es gibt 600 Arten von Eukalyptusbäumen, die je nach Art zwischen 10 und 100 Metern hoch werden können und sehr schnell wachsen. Der stark minzig, frische Duft seiner glänzenden, immergrünen Blätter lässt einen Eukalyptusbaum schon aus der Ferne erahnen.

Verwendung in der Volksmedizin

In der Volksmedizin wird das Eukalyptusöl zur Behandlung von Atemwegserkrankungen und Hautproblemen, bei Muskelverspannungen, Entzündungen und Schmerzen eingesetzt.

Chemische Bestandteile

Eukalyptusöl enthält 61–77% Oxide und 13–24% Monoterpene und ist für seine antiseptischen und entzündungshemmenden Eigenschaften bekannt.

Der „Fieberbaum" riecht nach Erkältungsmittel

Ob die Nase verstopft oder die Lunge verschleimt ist, ob die Augen rinnen oder die Haut empfindlich reagiert oder der Raum frische Luft benötigt – der reine Duft von Eukalyptus ist unverkennbar und wirksam.

- **Atemwegserkrankungen, Entzündungen:** Eukalyptusöl hat eine Vielzahl von Anwendungen aufgrund seiner antiseptischen, antibakteriellen und entzündungshemmenden Eigenschaften. Es lindert Symptome von Atemwegserkrankungen (Husten, Schnupfen, Bronchitis) und reduziert Schmerzen und Entzündungen. Für eine Dampfinhalation werden einer Schüssel mit heißem Wasser einige Tropfen Eukalyptusöl hinzugefügt und vorsichtig eingeatmet.
- **Haut:** Eukalyptusöl kann äußerlich (verdünnt) auf die Haut aufgetragen oder mit einer Lotion oder Creme vermischt verwendet werden.

- **Stress:** Das Eukalyptusöl unterstützt mit seinem beruhigenden Duft bei Stress, Angstzuständen und Schlafstörungen.
- **Stärkung des Immunsystems:** Eukalyptusöl steigert die Abwehrkräfte, bekämpft Infektionen, ist antibakteriell, antiviral, entzündungshemmend und schleimlösend. Sauna-Aufgüsse mit Eukalyptusöl beugen Erkältungskrankheiten vor und wirken schleimlösend. Es sind die Oxide im Eukalyptus, die antibakterielle Eigenschaften besitzen und die Einnahme von Antibiotika oder Cortison reduzieren können.
- **MRSA – Der gefährliche Krankenhauskeim:** Um die Atemwege zu unterstützen und sich vor Ansteckung zu schützen, wählt man eine Eukalyptusart oder verwendet eine Mischung aus verschiedenen Eukalyptusölen, wie *Eucalyptus citriodora, Eucalyptus globulus* und *Eucalyptus radiata* und anderen antiviralen Ölen. Eukalyptusmischungen bieten eine ausgezeichnete Unterstützung. In wissenschaftlichen Studien wurde nachgewiesen, dass eine bestimmte Eukalyptus-Ölmischung den gefährlichen antibiotikaresistenten Krankenhauskeim MRSA zu 100% hemmt.
- **Reinigung:** Wegen seines frischen Duftes wird das Öl gerne in Haushalts- und Reinigungsprodukten verwendet.

Verschiedene Eukalyptusarten – unterschiedliche Wirkungen

- *Eualyptus radiata* unterstützt die Atemwege.
- Besonders *Eucalyptus globulus* hilft dem Darmtrakt und unterstützt die Verdauung.
- Auch Gelenke und Wirbelsäule profitieren von *Eucalyptus globulus.*
- *Eucalyptus polybractea* unterstützt die Harnwege.

- Ebenso hilft *Eucalyptus polybractea* Haut und Haaren.
- Das Immunsystem wird von allen Eukalyptusarten unterstützt.
- Die Lunge spricht auf *Eucalyptus radiata* besonders gut an.
- Jedes Eukalyptusöl tritt Entzündungen entgegen, wirkt anregend, hilft bei Jetlag und mehr.

Der Hausputz mit duftenden Ölen macht Freude

- Für duftende Wäsche gibt man auf ein Tuch oder ein Stück Wäsche 1–2 Tropfen Eukalyptusöl in die Waschmaschine.
- Man kann auch 1 Tropfen des Öls dem Geschirrspülmittel zufügen, um frisch duftendes Geschirr zu erhalten, das zugleich auch gründlich sauber ist.
- Man gibt etwa 10 Tropfen Eukalyptusöl in das Putzwasser zum Bodenaufwischen.
- Für glasklare Fenster fügt man 1–2 Tropfen der Glasreiniger-Sprühflasche bei. Der Duft vertreibt lästige Fliegen und hält die Fenster länger sauber.
- Und für einen effektiven Allzweckreiniger setzt man einer Haushaltsflasche etwa 10–20 Tropfen Eukalyptusöl zu.
- Man gibt 1–2 Tropfen Eukalyptusöl auf ein nasses Tuch, um Oberflächen in Küche und Bad gründlich zu reinigen.
- Für ein natürliches Pflanzenschutzmittel gibt man in eine Sprühflasche einen halben Teelöffel Spülmittel, 1 Tropfen Eukalyptus (oder Pfefferminze, Zitrone oder Zypresse) und füllt mit Wasser auf – vor Gebrauch gut schütteln.

Die Lieblingsöle, die man bei der Hausarbeit einatmet, arbeiten auf allen Ebenen – der körperlichen, emotionalen und geistigen. So wird das Putzen zur Therapie, die Freude bereitet!

Therapeutische Rezepte mit dem ätherischen Eukalyptusöl

Dr. Daniel Pénoëls Nasennebenhöhlen Anwendungen

Wie man mit Eukalyptusöl **Nasennebenhöhlenentzündung** behandelt, erzählt Dr. Daniel Pénoël, Autor von *Natural Home Health Care Using Essential Oils*. Er hat die *„Post Inhalation Apnea Aerosol Therapie"* speziell für die Behandlung von Sinusinfektionen entwickelt. Dabei wird die Luft beim Einatmen des Öls so lange wie möglich angehalten. Dasselbe Prinzip, nämlich tief einatmen und Luft anhalten, gilt auch bei Anwendung des Naseninhalators oder eines Eukalyptus Roll-on-Stifts.

Wie Eukalyptus eine verstopfte Nase in kürzester Zeit befreit

„Wenn die Nase verstopft und man verschleimt ist, gibt man 3 Tropfen *Eucalyptus radiata* auf die Fontanelle (Scheitel), richtet den Haartrockner darauf und wird überrascht sein, wie einfach und schnell die Nasengänge wieder klar sind", bestätigt Dr. Pénoël. „Denn die Wärme des Föns leitet das ätherische Öl schnell und direkt in den Körper zum Ort des Geschehens, wodurch das Öl effektiver wirken kann."

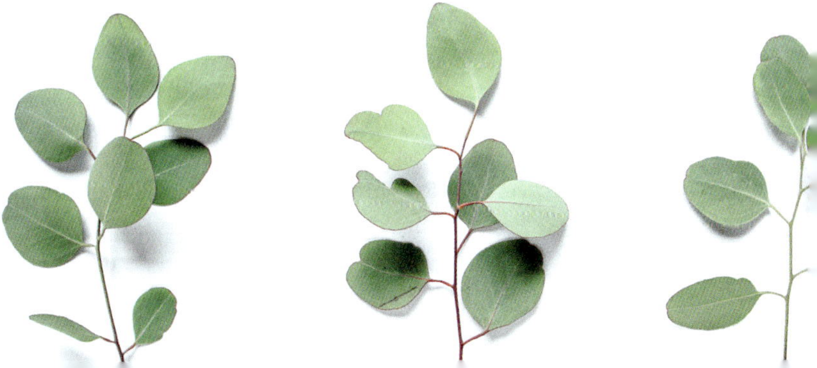

Husten, Schnupfen, Fieber

Bei Erkältungen unterstützt eine duftende Eukalyptussalbe, die man auf die Brust reibt, den Körper dabei, Immunabwehrkräfte zu aktivieren und die Atemwege zu unterstützen.

Eukalyptusöl wird gerne auf Hals und Lungenbereich aufgetragen, um das Atmen zu erleichtern. Auch das altbewährte Gesichtsdampfbad mit einigen Tropfen Eukalyptusöl im dampfenden Wasser öffnet die Atemwege. Man tropft 1 Tropfen auf das Kopfkissen oder genießt eine Massage (besonders eine Fußmassage).

Das Eukalyptusöl ist ein effektiver Schleimlöser. Es wird im Aroma-Diffuser vernebelt oder mittels eines Nasenstifts oder Roll-on-Stifts verwendet, um Schleim und Gifte aus dem Körper zu leiten.

Das Raumspray für die Krankenstube

- 5–10 Tropfen ätherisches Eukalyptusöl
- Wasser
- 250 ml Sprühflasche aus Glas

Anwendung: Man befüllt die Glasflasche mit Wasser und den ätherischen Ölen. Vor Gebrauch gut schütteln und im Raum versprühen. Man kann auch einige Tropfen ätherisches Eukalyptusöl auf ein nasses Tuch tropfen, das man im Zimmer aufhängt.

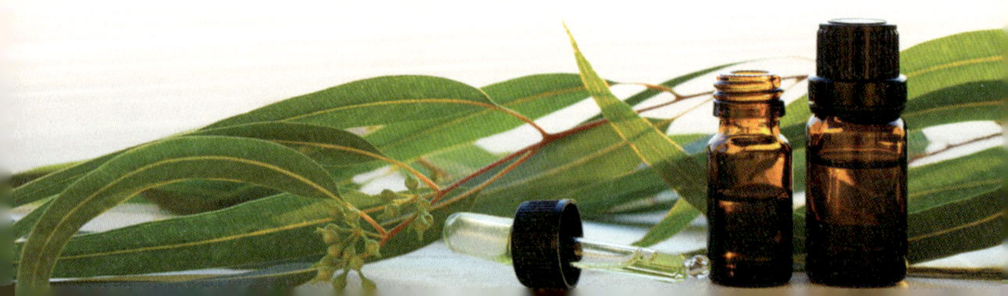

Ein Eukalyptus-Brustwickel

Auch für Kinder geeignet.

- 2–4 Tropfen ätherisches Eukalyptusöl
- Warmes Pflanzenöl, z. B. Kokosöl
- Baumwolltuch

Anwendung: Erwärme reichlich Pflanzenöl (je nach Alter und Verträglichkeit des Patienten) auf eine angenehme Temperatur (nicht heiß). Mische die ätherischen Öle gründlich unter und tränke ein Baumwolltuch darin. Der Wickel kann auf den Brust- und oberen Rückenbereich sowie die Nierengegend aufgelegt werden.

Das Eukalyptus-„Hustenbonbon"

- 1 Tropfen ätherisches Eukalyptusöl
- 1 Esslöffel Honig

Anwendung: Eukalyptusöl in Honig einrühren und die Honig-Ölmischung langsam im Mund zergehen lassen.

Ein Eukalyptus-Massageöl

- 5 Tropfen ätherisches Eukalyptusöl
- 1 Esslöffel Jojobaöl

Anwendung: Zutaten mischen und in schmerzende oder entzündete Bereiche massieren.

Ein Eukalyptusöl-Gesichts-Dampfbad

- 5 Tropfen ätherisches Eukalyptusöl
- Heißes Wasser

Anwendung: Das ätherische Eukalyptusöl dem heißem Wasser zugeben, umrühren und mit einem Handtuch über dem Kopf den duftenden Dampf einatmen, um Atemwegsinfektionen zu lindern.

Ein Eukalyptusöl-Bad

- 10–15 Tropfen ätherisches Eukalyptusöl
- 1 Tasse Natron

Anwendung: Das ätherische Öl in Natron emulgieren und dem warmen Bad zufügen. Dieses entspannende Bad kann helfen, Muskelverspannungen und Schmerzen zu lindern.

Kulinarische Rezepte

Eukalyptusöl wird in der Regel nicht in kulinarischen Rezepten verwendet.

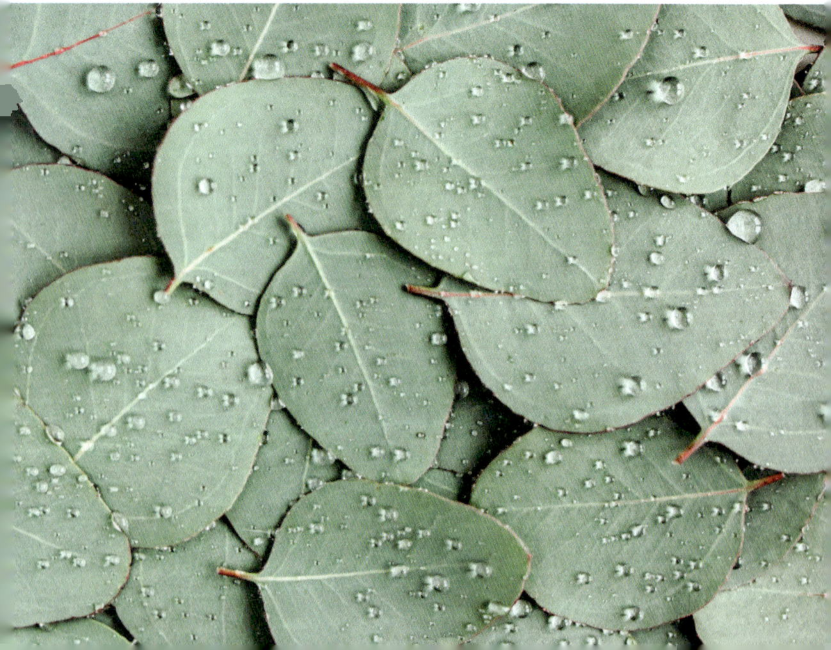

Nachwort

„Liebe zur Natur ist die einzige Liebe,
die menschliche Hoffnungen nicht enttäuscht."

– Honoré de Balzac –

In diesem Praxis-Ratgeber haben wir nur zwölf der am häufigsten verwendeten ätherischen Öle betrachtet und doch scheint diese Handvoll an Ölen eine breite Palette von möglichen Alltagsproblemen abzudecken. Wenn deine Hausapotheke einige oder alle dieser duftenden Helfer der Natur enthält, bist du gut gerüstet.

Lavendel, Pfefferminze und Zitrone sind wohl die am häufigsten verwendeten Öle.

Lavendelöl: Das süß-blumige, frisch-krautige Lavendelöl besänftigt die Nerven (Angst, Stress, Depression, Schlafstörungen, Unruhezustände, chronische Erschöpfung, Bluthochdruck), regeneriert die Haut (Wunden, Schnitte, Verbrennungen, Sonnenbrand, Schmerzen) und vieles mehr.

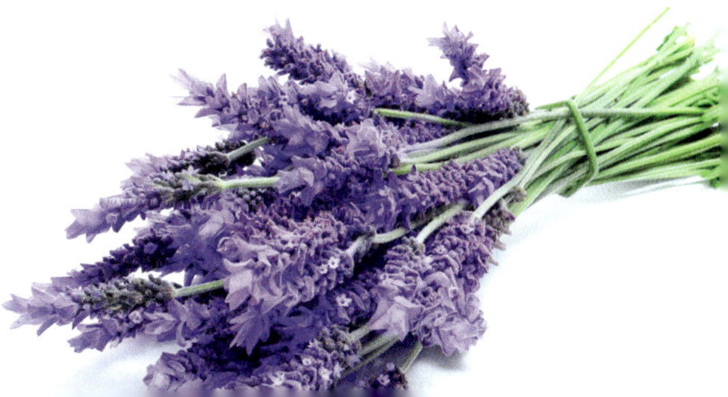

Pfefferminzöl: Mit dem frisch-minzigen, leicht fruchtigen Duft des wohl ältesten Schmerzöls der Welt ist Pfefferminzöl die erste Wahl bei Knochen- und Gelenkschmerzen (Arthritis, Rheumatismus, Rückenprobleme), Atemproblemen (Atemwegsinfektionen, Lungenentzündung, TBC), Kopfschmerzen (Migräne, Nervenschmerzen), Hautproblemen (Dermatitis, Ekzeme, Juckreiz, Krampfadern, Schuppenflechte), Magen- und Darmproblemen (Verdauungsprobleme, Durchfall, Übelkeit) sowie bei hohem Fieber (auf die Fußsohlen gerieben) und mehr.

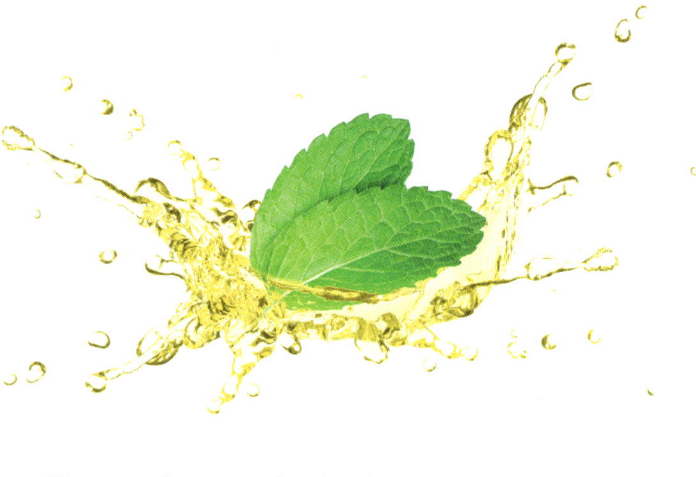

Zitronenöl: Das süße, frische Zitronenöl steht für Klarheit und Reinheit. Sein Duft ist belebend und aufmunternd. Es unterstützt das geschwächte Immunsystem (Infektionen, Erkältung, Fieber, Halsentzündung, Harninfektionen), reinigt den Lymphfluss und das Blut (Blutarmut, Bluthochdruck, Kreislaufprobleme), erhellt ein bedrücktes Gemüt (Depression, Angstzustände, Müdigkeit, Konzentrationsschwäche), lindert Hautprobleme und unterstützt die Verdauung und vieles mehr.

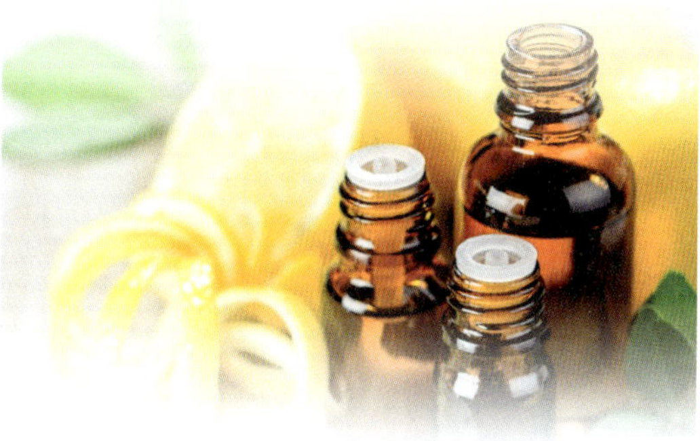

All diese Wirkungen der Hausapotheke der Natur sind wissenschaftlich belegt und nachzulesen auf der US-medizinischen Datenbank: pubmed.gov

Die Weisheit der Natur ist angewandte Wissenschaft.

Ich wünsche dir von Herzen wunderbare Erfahrungen mit den Geschenken der Natur, welche die göttliche Weisheit in unsere Blumen, Kräuter, Sträucher und Bäume gelegt hat, damit wir ihren Segen für uns entdecken mögen und diese Duftmedizin dankbaren Herzens anwenden können.

Auf in das Goldene Zeitalter!
Deine
Maria L. Schasteen

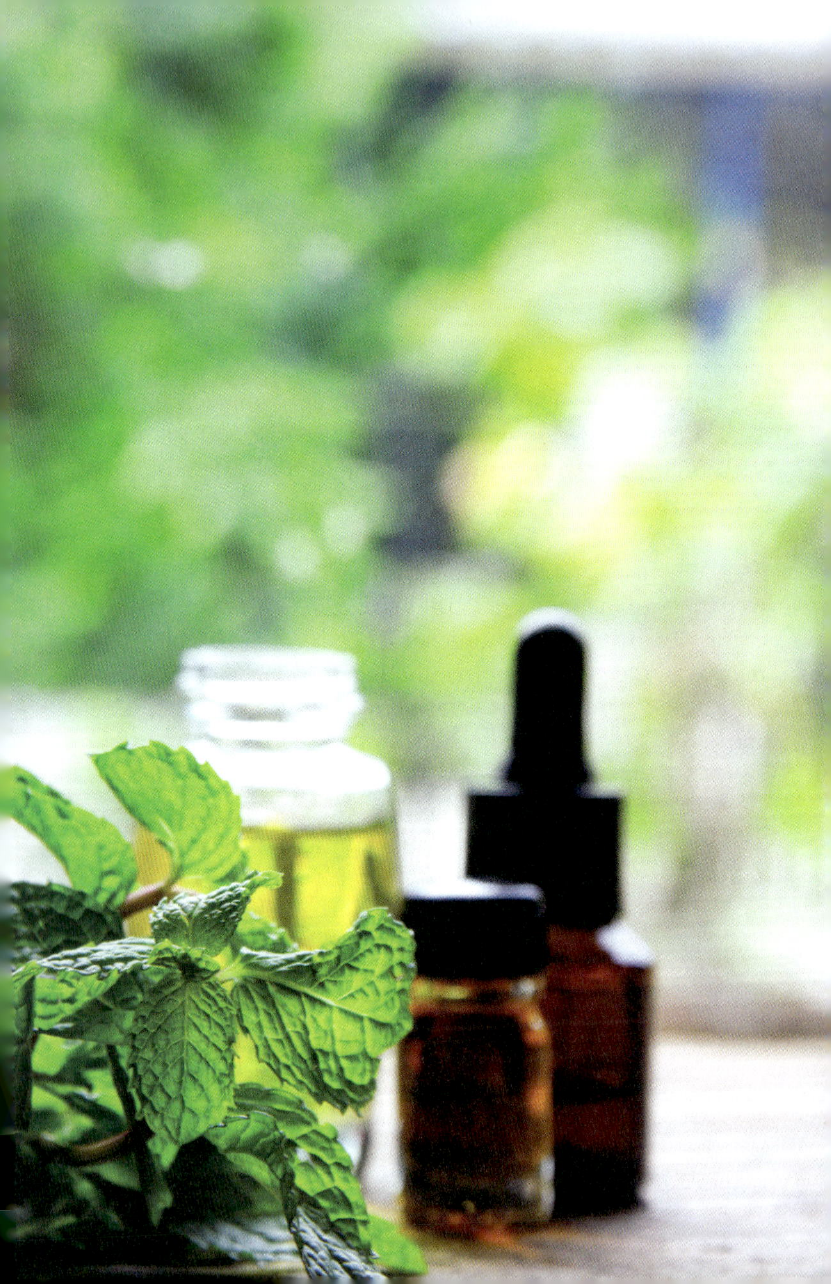

Richtlinien zur sicheren Anwendung ätherischer Öle

Ätherische Öle und die Haut

Bei der Verwendung ätherischer Öle sollte immer eine Flasche mit reinem Pflanzenöl griffbereit sein. Bei Hautirritationen können somit sofort die ätherischen Öle mit Pflanzenöl verdünnt und gemildert werden. Im Notfall verwendet man Speiseöl aus der Küche.

Es genügen 1–2 Tropfen eines ätherischen Öls für eine Anwendung. Je mehr es verdünnt wird, desto milder und für die empfindliche Haut verträglicher ist es. Man vermeidet das direkte Auftragen sogenannter „heißer" Öle wie Oregano, Zimt und Nelke auf die Haut oder verdünnt diese Öle besonders stark.

Richtlinien zur Verdünnung ätherischer Öle für Babys, Kinder und empfindliche Personen			
Milliliter		Esslöffel	
0,5%	3 Tropfen ÄÖ per 30 ml Pflanzenöl	0,5%	1 ½ Tropfen ÄÖ per EL Pflanzenöl
1%	6 Tropfen ÄÖ per 30 ml Pflanzenöl	1%	3 Tropfen ÄÖ per EL Pflanzenöl

Wie bekommt man ½ Tropfen ätherisches Öl? Man steckt einen Zahnstocher in das Ölfläschchen und rührt ihn in das reine Pflanzenöl oder in Speisen ein.

Augen und Ohren schützen

Man vermeidet den Kontakt mit Augen oder empfindlichen Hautstellen. Wenn dennoch ein ätherisches Öl in die Augen gelangt, sollte es **nicht** mit Wasser, sondern mit reinem Pflanzenöl behandelt werden. Ätherische Öle werden **nicht** direkt in den Ohrkanal gegeben.

Auf Allergieanfälligkeit testen

Bei Neigung zu allergischen Reaktionen sollte man immer zuerst eine geringe Menge eines ätherischen Öls an der Innenseite des Unterarms oder in der Armbeuge austesten, bevor die Öle auf andere Körperstellen großflächig aufgetragen werden.

Die sicherste Anwendung: Fußsohlen

Die Fußsohlen sind eine der sichersten und effektivsten Körperstellen, an denen Öle aufgetragen werden können. Wenn man nicht weiß, wo ein ätherisches Öl angewandt werden soll, bieten sich an erster Stelle die Fußsohlen an. Von dort wird das Öl über die Blutbahn zu der Stelle im Körper weitergeleitet, an der es gebraucht wird.

Direkte Sonnenstrahlung und Zitrusöle

Zitrone, Bergamotte, Limette und andere Zitrusöle können eine Hautreaktion oder Pigmentierung hervorrufen, wenn die Haut nach dem Auftragen dieser ätherischen Öle dem Sonnenlicht oder UV-Bestrahlung ausgesetzt wird. Daher sollte man die Haut mindestens 24 Stunden lang nach dem Auftragen eines Zitrusöls vor direkter Bestrahlung schützen. Um Zitrusöle dennoch zu nutzen, könnte man sie auf die Fußsohlen auftragen.

Photosensitive ätherische Öle:		
Angelika	Bergamotte	Bitterorange
Grapefruit	Kümmel	Limette
Petitgrain	Raute	Zitrone

Kinder und ätherische Öle

Man bewahrt ätherische Öle außerhalb der Reichweite von Kindern auf. Obwohl und weil Kinder ätherische Öle lieben, sollten wir bei der Anwendung besondere Aufmerksamkeit walten lassen. Für Kinder sollten ätherische Öle immer mit reinem Pflanzenöl stark verdünnt werden. Öle, die einen hohen Mentholgehalt aufweisen, wie etwa Pfefferminze, dürfen bei Kindern unter sieben Jahren nicht im Halsbereich angewendet werden, damit es nicht zu Atemnot kommt. Besonders milde Öle für Kinder sind Teebaum und Elemi. Mandarine ist ein Öl, das Kinder absolut lieben.

In der Schwangerschaft

Frauen, die ätherische Öle gerade erst kennenlernen, sollten während der Schwangerschaft keine Experimente mit ätherischen Öle machen. **Ätherische Öle wirken mitunter stark reinigend, eine Eigenschaft, die man während einer Schwangerschaft nicht unbedingt wünscht.** Außerdem besitzen sie eine hormonähnliche Wirkung, wie unter anderem Muskatellersalbei, Salbei, Rainfarn, Wacholder und Fenchel.

In der Schwangerschaft ist immer vor der Anwendung ätherischer Öle der behandelnde Arzt zu konsultieren.

Körperliche Beschwerden

Wer unter Krampfanfällen, Epilepsie oder hohem Blutdruck leidet, sollte vor der Anwendung ätherischer Öle immer mit dem behandelnden Arzt sprechen. **Ysop**, **Fenchel**, **Rainfarn** oder **Salbei** sollten in diesen Fällen gar **nicht** verwendet werden. Auch bei der Einnahme von Medikamenten ist die Anwendung ätherischer Öle vorher mit dem Arzt abzuklären, da ätherische Öle die Eigenschaft haben, Medikamente zu potenzieren.

Ein Emulgator für ätherische Öle

Ätherische Öle sollten nicht unverdünnt direkt ins Badewasser gegeben, sondern immer vorher mit einem natürlichen Badegel, mit Salz, Honig oder Sahne zum Emulgieren vermischt werden. Diese Mischung wird dem Badewasser erst kurz vor dem Baden zugesetzt, damit das ätherische Öl seine volle Wirkung entfalten kann und nicht vorzeitig durch die Wärme des Wassers verdampft. Das Emulgieren ist notwendig, weil sich die ätherischen Öle mit Wasser nicht verbinden können und deshalb an der Wasseroberfläche schwimmen würden.

Ätherische Öle und unsere Haustiere

Mensch, Tier und Pflanze sind „aus demselben Stoff" gemacht. Daher profitieren auch Haustiere von ätherischen Ölen. Weil Tiere einen viel ausgeprägteren Geruchssinn haben, müssen ätherische Öle je nach Größe des Tieres extrem stark verdünnt werden. Synthetisches Teebaumöl kann für Katzen tödlich sein! Daher achtet man unbedingt auf die Qualität der verwendeten Öle.

Aufbewahrung ätherischer Öle

Die Öle werden immer fest verschlossen und lichtgeschützt in dunklen Glasfläschchen bei Zimmertemperatur aufbewahrt. So können ätherische Öle ihre Kraft über viele Jahre bewahren. Wurde ein Ölfläschchen einmal im heißen Auto vergessen, sollte es nicht geöffnet werden. Die kostbaren Lebensessenzen würden sich dadurch verflüchtigen. Man lässt es vor dem Öffnen auf Raumtemperatur abkühlen.

Während dampfdestillierte Öle nahezu unbegrenzt haltbar sind, haben Ölmischungen mit einem Pflanzenölanteil eine kürzere Lebensdauer, obwohl die ätherischen Öle die Lebensdauer des Pflanzenöls stark verlängern. Kalt gepresste Zitrusöle sind nach dem Öffnen des Fläschchens etwa ein Jahr lang haltbar und werden dann ranzig.

Wichtig ist die Qualität ätherischer Öle

ACHTUNG: Es gibt viele ätherische Öle am Markt. Manche sind gesundheitsschädigend, weil sie mit synthetischen Zusätzen verfälscht oder gar zu 100% synthetisch hergestellt werden. Manche sind wohlmeinend destilliert, operieren aber ohne den wissenschaftlichen Hintergrund und die notwendigen Analysen, die chemische Rückstände im fertigen Öl aufdecken würden. Daher sind diese ätherischen Öle für den bewussten Öle-Anwender wertlos. Man verwendet ausschließlich jene ätherischen Öle, die **nach dem höchsten Standard** hergestellt und **„Natur pur“** sind! Im Zweifelsfall frage nach.

Die Autorin

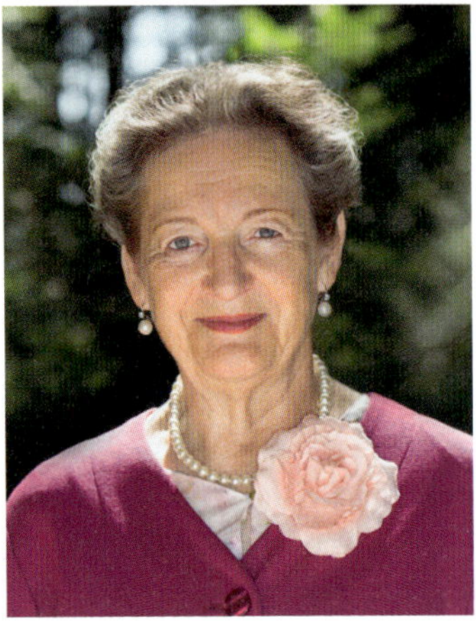

Maria L. Schasteen ist ärztlich geprüfte Aromapraktikerin, Gründerin der Firma *Secrets of Nature* und Autorin der Bestseller-Trilogie *Duftmedizin* und weiterer Bücher und Publikationen. Sie schaut auf eine über fünfundzwanzigjährige Erfahrung mit ätherischen Ölen zurück. Die duftenden Essenzen zum Wohle der Menschheit einzusetzen und das Wissen von der Heilkraft ätherischer Öle weiterzugeben, ist ihr ein besonderes Anliegen.

Kontakt: **www.mariaschasteen.com**

Ressourcen

Ich habe eine großartige Liste von Ressourcen, die helfen, mehr über eine Vielzahl von Themen zu erfahren. Da ich jedoch ständig neue Informationen und Erkenntnisse finde, war es sinnvoll, diese Liste online zu stellen, wo ich sie regelmäßig aktualisieren kann.

Besuche die Webseite jederzeit unter:
https://www.secretsofnature.org

Schnell und einfach das richtige ätherische Öl finden und gezielt einsetzen.

Maria L. Schasteen
Duftmedizin – Das Praxisbuch
Krankheiten von A bis Z
mit ätherischen Ölen behandeln

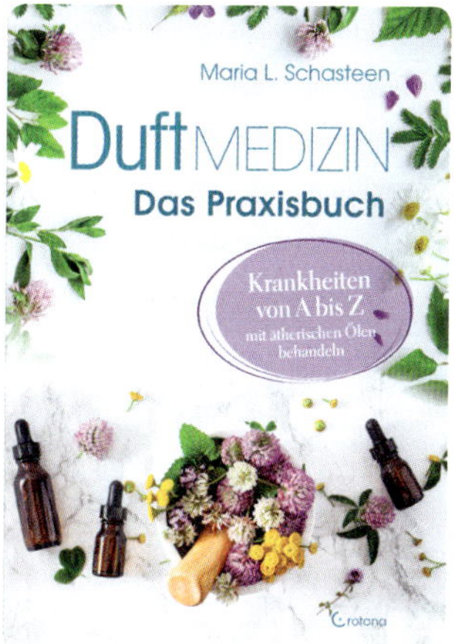

Duftessenzen, richtig eingesetzt, können bei fast allen Erkrankungen zur Linderung oder Heilung beitragen. In der Praxis verwendet man die ätherischen Öle der Aromatherapie vor allem bei psychosomatischen Beschwerden wie Schlafstörungen, Verstimmung, Nervosität oder Stress. Auch als unterstützende Heilmittel bei Erkältungskrankheiten, Wechseljahrbeschwerden oder nervösen Magen-Darm-Beschwerden sind die ätherischen Öle bereits anerkannt.
Wenn Sie auf der Suche nach natürlichen Heilmitteln sind, ist dieses Buch genau das richtige. Als Nachschlagewerk der ätherischen Öle, weist das neue Buch von Maria Schasteen den Weg zu einem natürlichen Umgang mit Krankheiten. Dabei legt die AutorIn und langjährige Aromapraktikerin ihr Augenmerk auf einen einfachen und nachvollziehbaren Weg, um mit der Kraft der Aromatherapie Krankheiten zu begegnen und diese auf natürliche Weise zu lindern.

Von Allergien bis Zahnschmerzen werden die Krankheiten dargestellt und das entsprechende Öl dazu aufgeführt.
Das Nachschlagewerk, um schnell und sicher das richtige Öl für die entsprechenden Befindlichkeiten auszuwählen.
ISBN: 978-3-86191-259-0

Bücher von Maria L. Schasteen

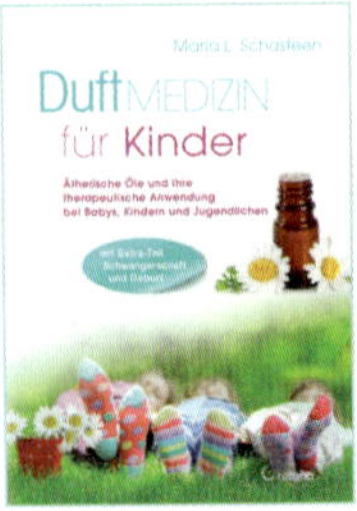

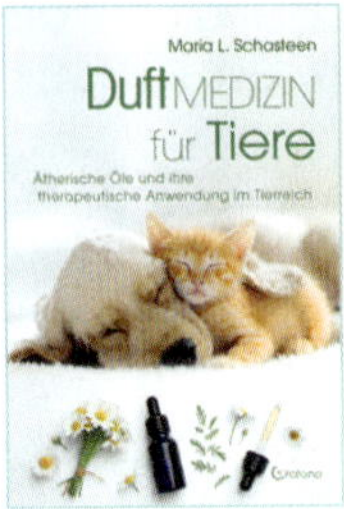

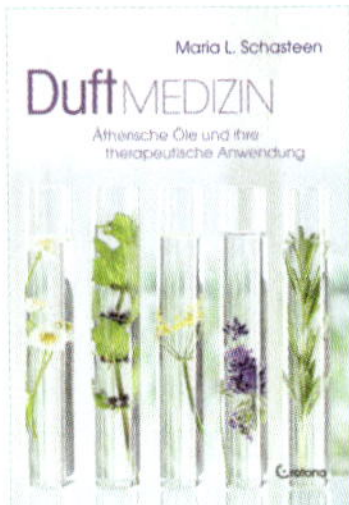

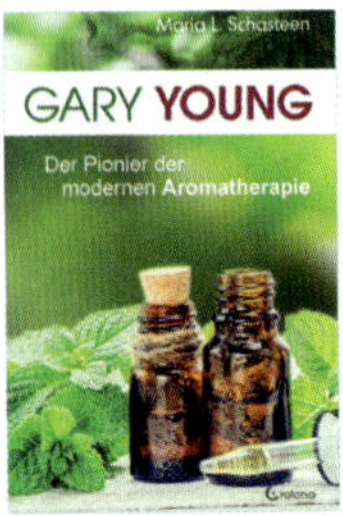

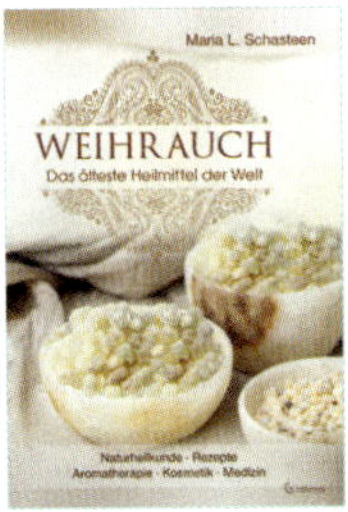

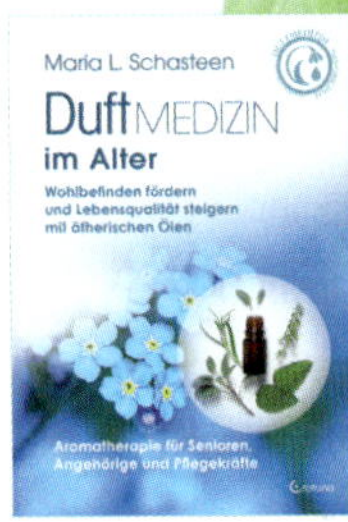

Duftmedizin für Kinder
ISBN 978-3-86191-085-5

Duftmedizin für Tiere
ISBN 978-3-86191-079-4

Duftmedizin
Ätherische Öle und ihre therapeutische Anwendung
ISBN 978-3-86191-074-9

Gary Young
ISBN 978-3-86191-109-8

Weihrauch
ISBN 978-3-86191-107-4

Duftmedizin im Alter
ISBN 978-3-86191-303-0

Duftmedizin für Frauen
ISBN 978-3-86191-298-9

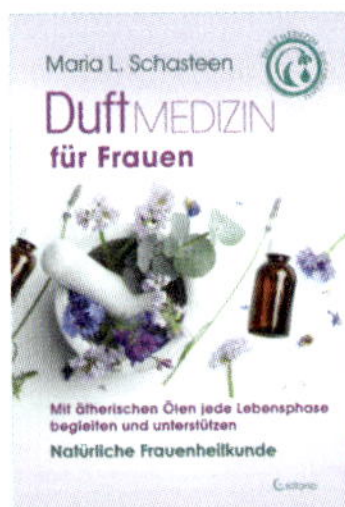

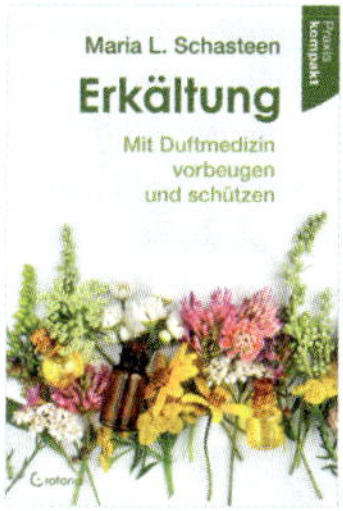
Maria L. Schasteen
Praxis kompakt
Erkältung
Mit Duftmedizin vorbeugen und schützen

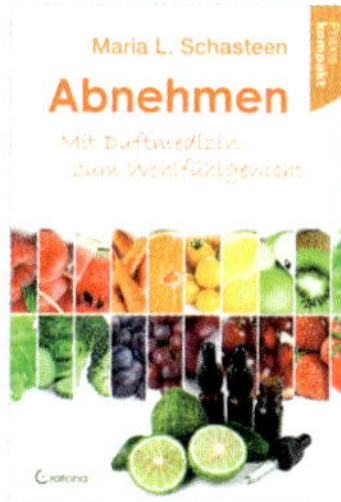
Maria L. Schasteen
Praxis kompakt
Abnehmen
Mit Duftmedizin zum Wohlfühlgewicht

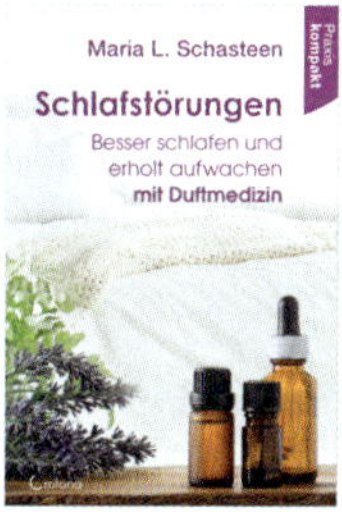
Maria L. Schasteen
Praxis kompakt
Schlafstörungen
Besser schlafen und erholt aufwachen mit Duftmedizin

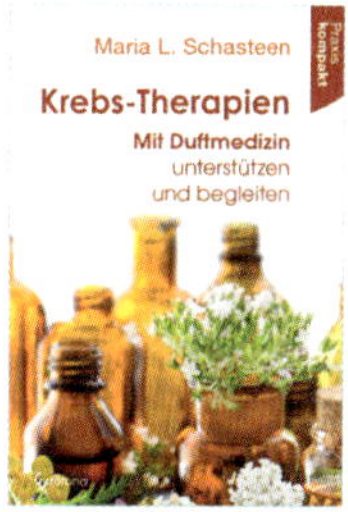
Maria L. Schasteen
Praxis kompakt
Krebs-Therapien
Mit Duftmedizin unterstützen und begleiten

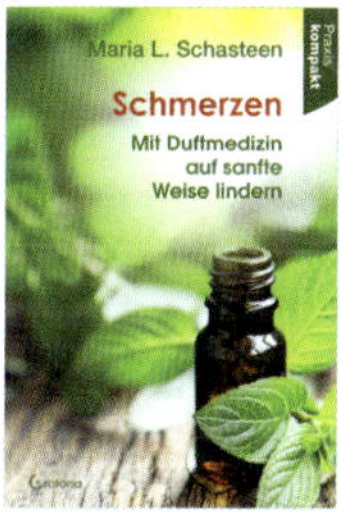
Maria L. Schasteen
Praxis kompakt
Schmerzen
Mit Duftmedizin auf sanfte Weise lindern

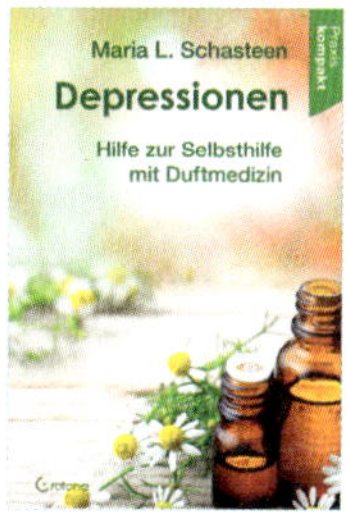
Maria L. Schasteen
Praxis kompakt
Depressionen
Hilfe zur Selbsthilfe mit Duftmedizin

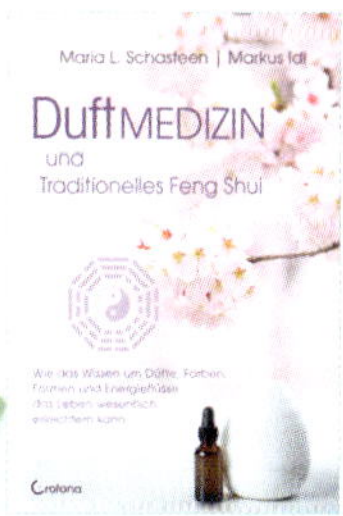
Maria L. Schasteen | Markus Idl
DuftMEDIZIN
und
Traditionelles Feng Shui
Crotona

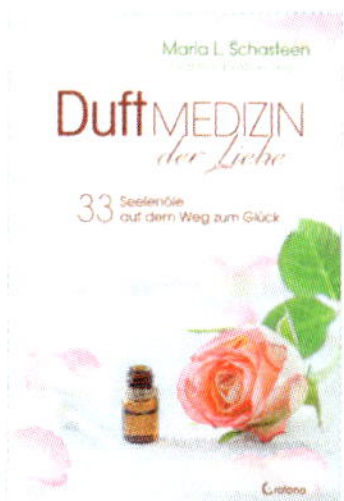
Maria L. Schasteen
DuftMEDIZIN
der Liebe
33 Seelenöle auf dem Weg zum Glück
Crotona